SHENJING NEIFENMI ZHONGLIU
DAYI BAIKE

神经内分泌肿瘤
答疑百科

蔡建强＿＿荣誉主编

赵　宏　赵东兵　依荷芭丽·迟＿＿主　编

科学技术文献出版社
SCIENTIFIC AND TECHNICAL DOCUMENTATION PRESS

·北京·

图书在版编目（CIP）数据

神经内分泌肿瘤答疑百科 / 赵宏，赵东兵，依荷芭丽·迟主编. —北京：科学技术文献出版社，2021.9

ISBN 978-7-5189-8314-8

Ⅰ.①神… Ⅱ.①赵… ②赵… ③依… Ⅲ.①神经递体—内分泌病—肿瘤—诊疗—问题解答 Ⅳ.① R736-44

中国版本图书馆 CIP 数据核字（2021）第 180508 号

神经内分泌肿瘤答疑百科

策划编辑：帅莎莎　　责任编辑：李　丹　　责任校对：张　微　　责任出版：张志平

出　版　者	科学技术文献出版社	
地　　　址	北京市复兴路15号　　邮编　100038	
编　务　部	（010）58882938，58882087（传真）	
发　行　部	（010）58882868，58882870（传真）	
邮　购　部	（010）58882873	
官方网址	www.stdp.com.cn	
发　行　者	科学技术文献出版社发行　　全国各地新华书店经销	
印　刷　者	北京地大彩印有限公司	
版　　　次	2021 年 9 月第 1 版　　2021 年 9 月第 1 次印刷	
开　　　本	710×1000　　1/16	
字　　　数	90 千	
印　　　张	11.5	
书　　　号	ISBN 978−7−5189−8314−8	
定　　　价	58.00元	

蔡建强 主任医师，教授，博士研究生导师。现任国家癌症中心副主任，中国医学科学院肿瘤医院副院长，享受国务院特殊津贴，国家卫生计生委突出贡献中青年专家。

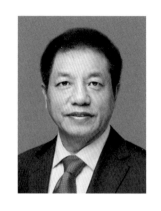

兼任中华医学会外科学分会委员、中华医学会肿瘤学分会常务委员、中国医师协会肝癌专业委员会副主任委员、中华预防医学会肝胆胰疾病预防与控制专业委员会副主任委员、中国医疗保健国际交流促进会结直肠癌肝转移治疗专业委员会主任委员、中国抗癌协会肉瘤专业委员会主任委员、中国医疗保健国际交流促进会肝脏肿瘤分会候任主任委员、北京医学会外科学分会副主任委员、北京肿瘤学会常务理事、中国抗癌协会肝癌专业委员会常务

委员、人民卫生出版社系列期刊《肝癌电子杂志》主编。

　　长期致力于腹部肿瘤的综合治疗及相关转化医学研究。作为课题负责人或主要成员，承担国家科学技术重大专项等国家级课题5项、省部级课题3项，在 *Nature genetics* 等国内外重要学术期刊发表论文90余篇。荣获国家科学技术进步奖二等奖1项，上海科学技术进步奖一等奖等省部级奖励5项。

主编简介

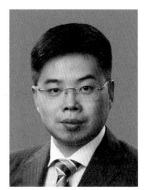

赵宏 主任医师，教授，博士研究生导师。现任中国医学科学院肿瘤医院肝胆外科副主任。

作为中国医疗保健国际交流促进会神经内分泌肿瘤分会（CNETS）创始发起人之一，推动该疾病诊治规范化和合作研究的发展，并担任 CNETS 秘书长及青年委员会主任委员。学术成绩得到国际同行认可，受邀担任欧洲神经内分泌肿瘤学会（ENETS）顾问委员会委员。兼任中国医疗保健国际交流促进会常务理事、中国医疗保健国际交流促进会第二届神经内分泌肿瘤分会秘书长兼常务委员、中国医疗保健国际交流促进会消化道肿瘤多学科分会副秘书长、北京肿瘤病理精准诊断研究会青年委员会主任委员、中国医师协会智慧医疗专业委员会委员、*Annals of Translational Medicine*（中科院 2 区 SCI）副主编、

《肝癌电子杂志》编辑部主任等重要学术职务。

擅长神经内分泌肿瘤、原发性肝癌、结直肠癌肝转移以外科治疗为主的综合治疗，并在上述疾病发病机制、诊断和预后标志物方面进行了较为深入的研究。相关成果发表在 *Nature genetics*、*Nature Communication*、*Gastroenterology*、*Annals of Surgery* 等国际高水平期刊。

2009年入选"北京市科技新星"。2014年获教育部霍英东青年教师奖二等奖。2015年当选首届首都"十大杰出青年医生"。2020年入选国家百千万人才工程，获"有突出贡献中青年专家"称号。

赵东兵 主任医师，教授，博士研究生导师，中国协和医科大学肿瘤学博士学位。国家癌症中心/中国医学科学院肿瘤医院胰胃外科副主任、书记，中国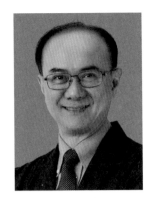医疗保健国际交流促进会神经内分泌肿瘤分会主任委员，北京肿瘤学会胃癌专业委员会主任委员，北京医学会外科专业委员会胃肠学组副组长，国家远程医疗与互联网中心胃肠肿瘤专业委员会副主任委员，中国抗癌协会内镜专业委员会常务委员，北京医学会肿瘤分会常务委员，中国抗癌协会胃癌专业委员会委员，中国医师协会外科医师分会肿瘤外科医师委员会委员，国际肝胆胰协会委员，北京市肿瘤治疗质量控制和改进中心专业委员，北京市医疗事故鉴定委员会委员，英国皇家癌症研究所和香港基督教医院访问学者。

擅长胃癌、胃间质瘤、胰腺癌、结直肠癌及神经内分泌肿瘤的诊治，尤其擅长消化道肿瘤的微创治疗，在胃癌微创治疗、结直肠癌保肛手术、胰腺癌根治手术及神经内分泌肿瘤综合治疗方面经验丰富。发表学术研究论文100余篇，获得包括国家自然科学基金在内的多项课题资助。

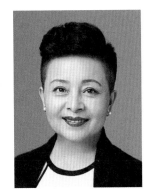

依荷芭丽·迟 女，维吾尔族。主任医师，教授，博士研究生导师，中国医学科学院肿瘤医院肿瘤内科主任医师。中国医疗保健国际交流促进会理事，中国医疗保健国际交流促进会神经内分泌肿瘤分会副主任委员，中国肿瘤临床学会 CSCO 神经内分泌肿瘤专家委员会副主任委员，CSCO 肉瘤专家委员会委员，中国抗癌协会胰腺专业委员会神经内分泌学组副组长，中国医师协会胰腺病专业委员会神经内分泌学组副组长，中国医疗保健国际交流促进会结直肠癌肝转移治疗专业委员会委员，ASCO 会员，CSCO 会员，ESMO 会员，ENETS 会员，《慢性病与转化医学（英文）杂志》编委，《肝癌电子杂志》编委等及北京市民族联谊会理事等职务。

从事肿瘤内科工作 30 余年，期间前往法国巴黎深造，并获得法国巴黎第十一大学医学肿瘤学博士学位，2002 年回国后在中国医学科学院肿瘤医院内科工作至今。参与和负责临床研究 30 余项，发表专业论文 30 余篇。其中参与和负责中国自主创新药物盐酸安罗替尼的Ⅰ期、Ⅱ期和ⅡB期临床研究工作，见证了此药从临床研发到上市的全过程。2016 年和 2018 年分别两次在美国 ASCO 年会作软组织肉瘤研究的口头报告，在 2020 ESMO 和 2021 ASCO-GI 大会上分别做甲状腺癌和晚期结直肠癌研究结果的口头报告。获得 CSCO 和中国医学科学院肿瘤医院优秀学术论文奖等各级奖励。

目　录

5. 哪些神经内分泌肿瘤患者需要行穿刺活检？ …………… 22

6. 为什么说病理诊断是诊断神经内分泌肿瘤的金标准？ …… 23

7. 病理诊断结果中的免疫组化是什么意思？ …………… 23

8. 神经内分泌肿瘤的基因检测有什么作用？ …………… 24

9. 不同部位的神经内分泌肿瘤基因组学有差别吗？ …… 25

10. 神经内分泌肿瘤的穿刺活检病理和手术病理有什么不同？ …… 26

11. 为什么经过治疗后，神经内分泌肿瘤的 Ki-67 指数会有变化？ 26

12. 为什么神经内分泌肿瘤的分级在治疗过程中会有变化？ …… 27

13. 规范的神经内分泌肿瘤的病理诊断包括哪些信息？ …… 28

第四章　神经内分泌肿瘤的分类和分期………………… **29**

1. 功能性神经内分泌肿瘤有哪些临床症状？ …………… 30

2. 胰腺的功能性神经内分泌肿瘤的典型症状有哪些？ …… 30

3. 神经内分泌肿瘤引起的代谢紊乱会危及生命，是真的吗？ …… 31

4. 功能性和非功能性神经内分泌肿瘤的手术有差别吗？ …… 31

5. 什么是非功能性神经内分泌肿瘤？好发部位有哪些？ …… 32

6. 哪类无症状的非功能性神经内分泌肿瘤可以不治疗？ …… 33

7. 不同分级的神经内分泌肿瘤都具有恶性潜能吗？ …… 34

8. 神经内分泌肿瘤如何分期？分期和其他肿瘤有何不同？ …… 34

9. 神经内分泌肿瘤的分期和预后有关系吗？ …………… 35

第五章　神经内分泌肿瘤的诊断学………………………… **37**

1. 神经内分泌肿瘤的诊断方法有哪些？ …………… 38

2. 神经内分泌肿瘤能否自我发现和诊断？ …………… 38

3. 基层医院为何难以诊断和发现神经内分泌肿瘤？ …… 39

4. 神经内分泌肿瘤的多学科诊治模式是什么？ …………… 40

5. 神经内分泌肿瘤的疑似患者应当做哪些检查？流程如何？ …… 41

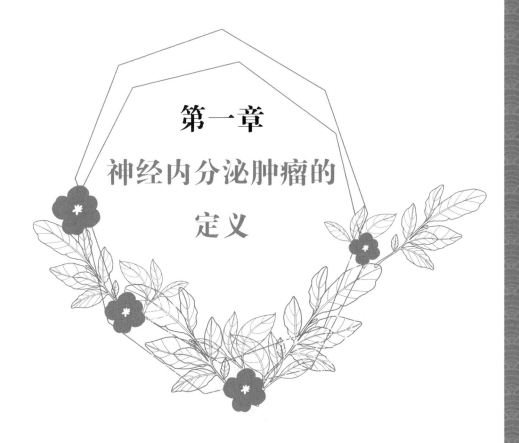

第一章

神经内分泌肿瘤的定义

1. 什么是神经内分泌肿瘤？

神经内分泌瘤（neuroendocrine neoplasia，NEN）是一类肿瘤的总称，泛指所有源自神经内分泌细胞的肿瘤，包括一组起源于肽能神经元和神经内分泌细胞的异质性肿瘤。几十年来，曾有几十种术语被用来描述发生于不同器官的性质类似的这种疾病，对其认识多有混淆。由于定义的不统一，阻碍了对此类疾病大样本病例的收集和深入研究。随着 CT、PET–CT、内镜等检查技术的进步，NEN 的检出率不断提高，研究和认识也不断加深，目前学者们认识到，这是一种相对罕见、却分布极广的肿瘤。2000 年，世界卫生组织（World Health Organization，WHO）正式提出，采用"神经内分泌肿瘤"的名称，代表临床上一组具有神经内分泌特征、临床表现和预后显著区别于腺癌和鳞癌的肿瘤。

2. 为什么神经内分泌肿瘤有功能性和非功能性的分类？

根据肿瘤是否具有激素分泌功能及是否有激素引起的临床症状，可以将神经内分泌肿瘤分为功能性（约占 20%）和非功能性（约占 80%）两大类。功能性神经内分泌肿瘤，顾名思义，即形成肿瘤的细胞存在分泌激素的能力，而分泌出的具有生物学活性的激素则可引起各种相关的临床症状，包括皮肤潮红、出汗、腹泻、低血糖、难治性消化道溃疡、糖尿病等。而非功能性神经内分泌肿瘤无分泌激素的能力，不会表现出激素相关的临床症状。

功能性神经内分泌肿瘤的分类因位置不同而有所不同，可以位于胃肠道、食管、胰腺、肺、肾上腺、甲状腺及身体其他部位，位于胃肠胰的神经内分泌肿瘤最为常见。常见的功能性神经内分泌肿瘤有胰岛素瘤、生长抑素瘤、胰高血糖素瘤、胃泌素瘤、血管活性肠肽瘤等。

3. 为什么神经内分泌肿瘤不能等同于神经系统肿瘤？

人们最容易把神经内分泌肿瘤和神经系统肿瘤混淆，而实际上，神经内分泌肿瘤并不是起源于神经系统，而是起源于神经内分泌细胞，而神经内分泌细胞在全身各处都有分布，不仅存在于一些内分泌器官（如甲状腺），还散在分布于如支气管、肺、胃肠道、肝脏等全身许多的脏器，也可以存在于神经系统中。因此，神经内分泌肿瘤是起源于一类细胞而非某个系统，神经内分泌肿瘤可以发生在体内任何部位，也可以多部位同时发生，可发生于消化系统、肺、肾上腺、甲状腺、泌尿生殖系统和神经系统等。

4. 神经内分泌肿瘤究竟是癌还是瘤?

神经内分泌肿瘤是所有起源于人体的神经内分泌细胞的一类肿瘤的统称,过去,命名上有很多混淆的地方。在经历 100 余年的发展变化中形成了多种分类和命名的方式。1963 年,WILLIAMS 和 SANDLER 根据消化道的组织胚胎学对神经内分泌肿瘤(neouroendocrine tumor,NET)进行分类,分为起源于前肠(呼吸道、胃、十二指肠、胆道和胰腺),中肠(空肠、回肠、阑尾、升结肠和横结肠)和后肠(降结肠和直肠)。但在临床实际工作中,这种分类方式并不能很好体现不同部位 NET 的特征,不同部位治疗方式也不尽相同,因此该分类方式在临床的应用并不广泛。所以,2010 年 WHO 采用 "neuroendocrine neoplasm" 这个描述性名称泛指所有源自神经内分泌细胞的肿瘤,包括所有起源于肽能神经元和神经内分泌细胞的异质性肿瘤,并将高分化的命名为 NET,与低分化的神经内分泌癌(neuroendocrine carcinoma,NEC)相对应。因此,临床上同一部位的病变,因肿瘤的生物学行为不同,有的神经内分泌肿瘤被命名为瘤,有的被命名为癌。

5. 神经内分泌肿瘤可以累及人体的哪些脏器?

神经内分泌肿瘤是起源于一类细胞而非某个系统,而神经内分泌细胞在全身各处都有分布，神经内分泌肿瘤可以发生在体内多个部位，也可以多部位同时发生。

按照胚胎起源，其发生的部位可以是前肠器官（胸腺、食管、肺、胃、胰腺和十二指肠），中肠器官（回肠、阑尾、盲肠和升结肠）和后肠器官（从横结肠到全直肠）。

按照功能和遗传的特征，可将神经内分泌肿瘤分为功能性或非功能性、散发性或遗传性。多发性内分泌腺瘤病（multiple endocrine neoplasia，MEN）为常染色体遗传病，分为多发性内分泌肿瘤综合征 1 型（multiple endocrine neoplasia 1，MEN1）型和多发性内分泌肿瘤综合征 2 型（multiple endocrine neoplasia 2，MEN2）型，通常表现为 2 个或 2 个以上脏器同时发生神经内分泌肿瘤，其中MEN1 型通常表现为甲状旁腺、垂体前叶腺和胃－肠－胰等器官系统的多发神经内分泌肿瘤，MEN2 通常表现为甲状腺、肾上腺及甲状旁腺等脏器多发的神经内分泌肿瘤。

6. 神经内分泌肿瘤常见的发病部位有哪些?

神经内分泌肿瘤的发生最常见于消化道（60%～70%），其次是呼吸道（近 30%）。在消化道 NEN 的发生部位中，欧美以直肠和空肠、回肠多见，其余依次为胰腺、胃、结肠、十二指肠、盲肠、阑尾、肝脏和胆囊；而中东及亚太地区以胰腺和小肠多见，最常见的小肠原发肿瘤是神经内分泌肿瘤。不同地区神经内分泌肿瘤好发部位不同，同一国家不同城市或不同人种神经内分泌肿瘤的好发部位也不尽相同。在南澳大利亚州排名前三位的原发部位为肺（26%）、小肠（21%）、大肠（14%）。而在美国，白种人与亚裔人群间好发部位也有所不同，白种人中有30%～32%原发于肺部，而亚裔人群中有41%发生于直肠。除基于登记数据的全部位神经内分泌肿瘤的研究外，亚太地区还有几项局限于胃肠胰神经内分泌肿瘤的大型多中心回顾性研究，韩国的研究中接近半数为直肠部位肿瘤，而中国胰腺占比最多（31%）。

7. 为什么神经内分泌肿瘤家族的成员命名差别很大？

神经内分泌肿瘤家族成员的描述最早要追溯到20世纪初，距今已有百余年的历史。1869年，胰腺的内分泌特征第一次被描述。1907年，Oberndorfer提出了"类癌"的名称，意指其与"癌"不同，具有良性的特征。1914年，Gosset和Masson证明了类癌的神经内分泌特性。1929年，Oberndorfer修改了原先的观点，认为这类肿瘤是恶性的并可发生转移。1938年，Fevrter确定了弥漫性神经内分泌系统（diffuse neuroendocrine system，DNES）的概念，肠嗜铬细胞和胰岛是其中的重要部分，并提出类癌起源于 DNES。1968 年，Pearse 创造了生化分类系统，对分布广泛的各种神经内分泌细胞进行统一并提出了胺前体摄取和脱羧（amine precursor uptake and decarboxylation, APUD）的术语，指出 40 多个类型的细胞都能够对胺进行处理，此时便有了 APUD 瘤的名称。当时认为这类肿瘤来源于神经嵴，于是还被称作"神经外胚层肿瘤"和"神经嵴肿瘤"。来源于胰腺内分泌组织的肿瘤，包括功能性的和非功能性的，长期以来还一直被称为"胰岛细胞瘤"。而今天，无论是"类癌"还是"胰岛细胞瘤"的名字都已被"神经内分泌肿瘤"这个术语取代。2010 年 WHO 对神经内分泌肿瘤制定了统一的命名，以"neuroendocrine neoplasm（NEN）"泛指所有源自神经内分泌细胞的肿瘤。

8. 为什么说神经内分泌肿瘤是具有高度异质性的肿瘤？

肿瘤的异质性是肿瘤的特征之一，是指肿瘤在生长过程中，经过多次分裂增殖，其子细胞呈现出分子生物学或基因方面的改变，从而使肿瘤的生长速度、侵袭能力、药物敏感性、预后等各方面产生差异。也就是说，在一个肿瘤范围之内，所有的肿瘤细胞和肿瘤组织不具有单一的肿瘤特征，而是具有各自相对特异的不同特征和临床表现。

神经内分泌肿瘤患者由于其肿瘤的发病部位、临床表现、肿瘤分级、分期等因素的不同，其治疗效果和预后等许多方面都会有很大的差别。神经内分泌细胞在全身各个部位均有分布，因此在临床表现上，非功能性神经内分泌肿瘤主要表现为肿瘤局部占位症状，而功能性神经内分泌肿瘤主要表现为肿瘤分泌有生物学活性的激素引起的相关临床症状，如皮肤潮红、出汗、哮喘、腹泻、低血糖、难治性消化道溃疡等，因不同部位神经内分泌肿瘤分泌的激素各不相同，因此可引起千差万别的症状。在肿瘤的分级和分期上，有些神经内分泌肿瘤表现为低级别、高分化，因此治疗效果好，少见复发和转移，而高级别、低分化的神经内分泌肿瘤通常表现为恶性，容易复发转移，预后相对较差。因此说神经内分泌肿瘤是一类具有高度异质性的肿瘤。

9. 为什么说神经内分泌肿瘤总体上是预后较好的肿瘤？

神经内分泌肿瘤的相对惰性表现在患者的病程长（诊断预计时间为 5 ～ 7 年），部分小的肿瘤无须治疗，多数肿瘤治疗的预后好于相同部位的上皮来源的肿瘤。美国国立癌症研究所监测、流行病学和最终结果（surveillance，epidemiology，and end results，SEER）数据库对近 30 年的神经内分泌肿瘤患者的研究中，总体中位生存期为 112

个月。不同肿瘤分级患者生存时间也不同：G_1 患者的中位生存期为 16.2 年，G_2 患者的中位生存期次之（8.3 年），G_3 患者的中位生存期较差（10 个月）。不同部位神经内分泌肿瘤的预后有差异。结肠神经内分泌肿瘤的预后明显劣于直肠神经内分泌肿瘤。欧洲 RARECARE 肿瘤登记数据库显示，原发于甲状腺和阑尾的神经内分泌肿瘤的 5 年生存率最高，胰腺和头颈部肿瘤的生存率最低。

在同等分期情况下，胰腺神经内分泌肿瘤的预后明显优于胰腺癌。同样，相同期别的肺神经内分泌肿瘤的预后要好于肺癌。在多数情况下，其他部位起源的神经内分泌肿瘤患者的长期生存率均好于腺癌患者。

10. 类癌和类癌综合征属于神经内分泌肿瘤吗？

"类癌"是神经内分泌肿瘤既往使用过的一个名称，肿瘤起源于胃肠道和其他器官的内分泌细胞，细胞多呈局限性、浸润性缓慢生长，尽管组织结构像癌，有恶变倾向，但较少发生转移。肿瘤多从黏膜层的下部发生，可发生于食管到直肠的任何部位，发生频率依次为：阑尾远端、阑尾其他部位、小肠、直肠、胃和十二指肠，食管罕见。

类癌综合征（carcinoid syndrome）是指肿瘤过量分泌 5- 羟色胺、缓激肽、组胺、前列腺素和多肽激素等多种血管活性物质，引起皮肤、胃肠、呼吸系统和心脏损害而产生的一组复杂的临床综合征。主要表现为阵发性皮肤潮红、腹痛、腹泻、咳嗽、哮喘。症状的严重性在一定的程度上往往与进入体循环的激素多少有关。本病多见于女性，很少转移，也可发生在支气管和卵巢，但较少见。此综合征的特点是具有典型的阵发性皮肤血管性症状，症状的出现多发生于肝转移以后。类癌综合征的患者肿瘤分泌5- 羟色胺，但不建议检测血清 5- 羟色胺。24 小时尿中 5-羟吲哚乙酸是 5- 羟色胺的代谢产物，其检测类癌综合征的敏感性为 100%，特异性为 85% ～ 90%。类癌综合征的临床特征和相关激素详见表 1-1。

表 1－1　类癌综合征的临床特征和相关激素

临床症状	发生率（%）	特征	相关激素
面部潮红	90	前肠肿瘤：延迟发作，紫红色，局限于面部及躯干部	5- 羟色胺、组胺、P 物质、前列腺素
		中肠肿瘤：迅速发作，粉红色	
腹泻	70	分泌性	5- 羟色胺、组胺、前列腺素、胃泌素
腹痛	40	长时间、持续的	梗阻、肝大、肠缺血、纤维化
大汗	15	全身	5- 羟色胺、组胺

（续表）

临床症状	发生率（%）	特征	相关激素
毛细血管扩张	25	面部	诱因不详
心脏病	30（右心）	瓣膜病（三尖瓣和肺动脉瓣）；	P 物质、5- 羟色胺
	10（左心）	右心衰；呼吸困难	
糙皮病	5	皮炎	烟酸缺乏

（赵东兵）

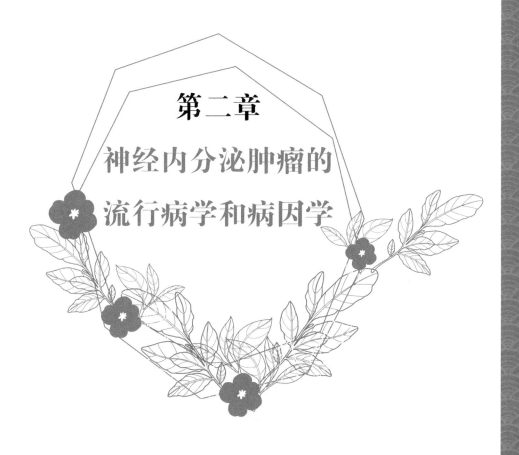

第二章

神经内分泌肿瘤的
流行病学和病因学

1. 神经内分泌肿瘤的发病率是升高了还是下降了？

神经内分泌肿瘤长期以来都被认为是一种罕见的肿瘤，根据文献报道，NET 发病率在近 40 年来逐渐升高，有明显的地域性和种族性。尽管目前关于神经内分泌肿瘤的研究逐渐增多，关于此类疾病的流行病学现状依然不甚明了，主要研究集中在美国及欧洲。

美国关于神经内分泌肿瘤的研究主要基于流行病学和最终结果数据库，是目前国际上对于该疾病时间最长、入组人数最多的研究，根据美国 SEER 数据库统计，美国胃肠胰神经内分泌肿瘤（neuroendocrine tumors，NETs）的年发病率估计为 3.56/10 万人，欧洲发病率为（1.33 ～ 2.33）/10 万人。美国国家癌症研究所于 1973 年开始在 SEER 系统统计神经内分泌肿瘤的发病信息，SEER 数据库所统计的 1973—2014 年数据显示，神经内分泌肿瘤发病率不断上升，1993—2012 年的 20 年间，总体的发病率上升超过 8 倍（图 2-1）。而不同部位的神经内分泌肿瘤发病率也呈上升趋势，其中上升幅度最大的为直肠、小肠和肺的神经内分泌肿瘤（图 2-2）。欧洲罕见肿瘤监测项目 "The Surveillance of Rare Cancers in Europe Project" 数据显示，神经内分泌肿瘤的总发病率为 25/100 万人。我国的神经内分泌肿瘤全国性登记系统尚不完善，

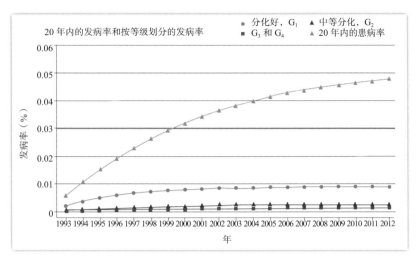

图片来源：DASARI A，SHEN C，HALPERIN D，et al. Trends in the Incidence，Prevalence，and Survival Outcomes in Patients With Neuroendocrine Tumors in the United States. JAMA Oncol，2017，3（10）：1335–1342.

图 2-1　1993—2012 年不同级别神经内分泌肿瘤发病率变化（美国）

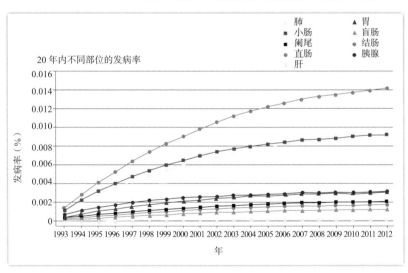

图片来源：DASARI A，SHEN C，HALPERIN D，et al. Trends in the Incidence，Prevalence，and Survival Outcomes in Patients With Neuroendocrine Tumors in the United States. JAMA Oncol，2017，3（10）：1335–1342.

图 2-2　1993—2012 年不同部位神经内分泌肿瘤发病率变化（美国）

对于国内现阶段的流行趋势、临床特征及防治状况仍不甚明晰，因此缺乏与其他国家或地区可对比的详细数据和信息。

2. 哪些人是神经内分泌肿瘤发病的高危人群？

总体来讲，神经内分泌肿瘤没有特定的高危人群，但不同国家、地区和不同种族的人群，性别、年龄等因素与神经内分泌肿瘤的发病率存在着一定的联系。美国、欧洲、澳大利亚昆士兰地区的神经内分泌肿瘤的发病高峰集中在 60 ～ 65 岁，而中国台湾地区的中位发病年龄为 58 岁。不同国家或地区的神经内分泌肿瘤男女患者数比例存在差异，美国、南澳大利亚州及昆士兰地区的患者以男性居多，而欧洲和中国台湾地区的患者以女性居多。大多数神经内分泌肿瘤为分化良好的神经内分泌肿瘤，且为散发性的，男性略多于女性。

3. 神经内分泌肿瘤会遗传吗？

神经内分泌肿瘤绝大部分肿瘤是散发的，没有遗传风险。但是，约 5% 的神经内分泌肿瘤有遗传性基因突变的背景，有明确的遗传风险，称为遗传相关的神经内分泌肿瘤，这部分由胚系突变导致的遗传性肿瘤综合征，临床上可见 6 ～ 7 种有比较明确基因突变的遗传相关神经内分泌肿瘤。MEN1 是胰腺神经内分泌肿瘤患者最常合并的遗传性肿瘤综合征，其次是希佩尔·林道综合征（von Hippel–Lindau，VHL）、结节性硬化症和神经纤维瘤病1 型（neurofibromatosis type 1，NF1）。MEN1 相关的突变基因称作 *MEN1* 基因。这种患者往往会出现甲状旁腺、垂体、胰、十二指肠、肾上腺及纵隔的一系列肿瘤。VHL 患者的突变基因被称为 *VHL* 基因，患者会出现神经系统的血管母细胞瘤、胰腺的神经内分泌肿瘤、肾癌，然后还会出现多囊肾或者是多囊胰腺等。MEN1、视网膜 – 小脑血管瘤疾病、神经纤维瘤病 Ⅰ 型和结节性硬化症等常染色体显性遗传病有部分会合并神经内分泌肿瘤，与神经内分泌肿瘤的预后和治疗方案不同，所以对于神经内分泌肿瘤的确诊患者，疑似或发现上述综合征时，需要依靠基因检测除外这些常染色体显性遗传疾病。

（赵东兵）

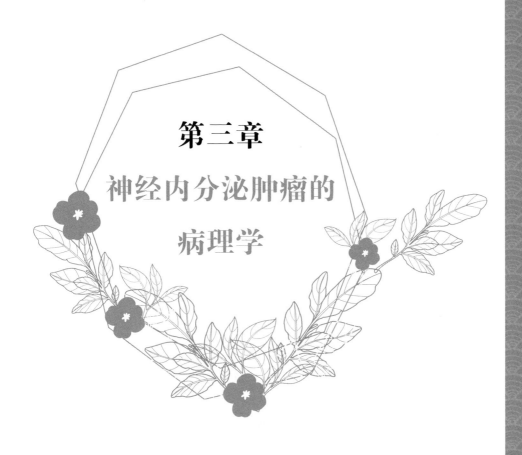

第三章

神经内分泌肿瘤的

病理学

1. 神经内分泌肿瘤穿刺病理活检的优势和不足是什么？

活检是对病变进行组织病理分析的前提，活检方法有：切取活检，适用于体表或位置浅在的病变；腔镜活检，是对空腔脏器如食管、胃肠道、女性生殖道、泌尿道等部位病变的取材方式；穿刺活检，是对实性脏器或位置深在的占位病变的取材方式，如软组织深部、肝、肾、腹腔和腹膜后等。肝转移是神经内分泌肿瘤常见的远处转移方式，通过穿刺病理可以对肝内占位进行病理诊断，如果为神经内分泌肿瘤，也可以根据活检组织，对肿瘤分化级别和可能的来源进行判断。穿刺病理诊断的最大不足，是可能会因为穿刺样本有限，难以对病变进行准确的组织学分级，且存在假阴性的可能。受肿瘤异质性的影响，穿刺标本的组织学形态与肿瘤主体存在差异。

2. 神经内分泌肿瘤有哪些特异性的病理指标？

神经内分泌肿瘤的特异性病理指标包括免疫组织化学染色表达嗜铬素 A（chromogranin A，CgA）、突触素（synaptophysin，Syn）和 CD56，上述标志物是神经内分泌肿瘤确诊所必需的。在直肠神经内分泌肿瘤中常常不表达嗜铬素 A，而表达嗜铬素 B（chromogranin B，CgB）。此外，神经特异性烯醇化酶（neuro-specific enolase，NSE）和原发肿瘤特异性激素检测等也对神经内分泌肿瘤的诊断有帮助。嗜铬素 A、突触素和 CD56 是确诊神经内分泌肿瘤所必需的免疫组化指标，但三者不一定同时表达，CD56 的敏感性高于另外两者，但在特异性上，前两者又优于 CD56。增殖指数标志物 Ki-67 是神经内分泌肿瘤分级必要的参考指标。

3. 神经内分泌肿瘤的分级标准是如何确定的？

根据 2019 年出版的 WHO 消化系统肿瘤分类，神经内分泌肿瘤的分级是根据肿瘤细胞的分化程度、核分裂象指数及 Ki-67 指数划分为低级别、中级别和高级别。标准如表 3-1 所示。

表 3-1 神经内分泌肿瘤的分级标准

分类	分化	分级	核分裂指数（每 2 mm^2）	Ki-67 指数
NET，G$_1$	高分化	低级别	< 2	< 3%
NET，G$_2$	高分化	中级别	2 ～ 20	3% ～ 20%
NET，G$_3$	高分化	高级别	> 20	> 20%
NEC，小细胞型（SCNEC）	低分化	高级别	> 20	> 20%
NEC，大细胞型（LCNEC）	低分化	高级别	> 20	> 20%
MiNEN	高分化或低分化	可变的	可变的	可变的

注：NET，神经内分泌肿瘤；NEC，神经内分泌癌；SCNEC，小细胞神经内分泌癌；LCNEC，大细胞神经内分泌癌；MiNEN，混合型神经内分泌-非神经内分泌肿瘤。

4. 细针穿刺用于神经内分泌肿瘤诊断的优势及局限性？

细针穿刺是临床明确病理诊断时常常会选择的一种诊断方法，其优势为：①细针穿刺一般不需要或仅需要超声设备即可开展，易于在基层医院实施。②如果操作规范、准备充分，细针穿刺几乎不会损伤机体，易于被患者接受。③涂片细胞通过及时固定及细胞学染色，可以初步识别病变。④可以多针多点穿刺，动态评估肿瘤细胞是否足够进行病理诊断。⑤对病变的确诊和分型准确性较高。⑥应用范围广，可以通过 B 超、CT 等影像学检查定位引导对身体深部器官进行穿刺细胞学诊断。⑦吸出的肿瘤细胞可用于细胞培养、免疫细胞化学及分子生物学等，以提供更多的肿瘤信息。

细针穿刺的局限性为：①仍有少数病例可能出现漏诊，即假阴性情况。②由于存在细针穿刺的细胞量较少，组织结构不全面，无法准确观察间质等局限性，故不能反映病变组织的全貌。③细针穿刺受肿瘤细胞量的限制，后期可能无法对可疑肿瘤进行免疫组织化学检测，进而使疑难病例确诊受限。

5. 哪些神经内分泌肿瘤患者需要行穿刺活检？

对于神经内分泌肿瘤，穿刺活检适用于临床及影像学评估后需要对病变进行明确诊断的情况：①经临床及影像学检查判断肿瘤部位特殊或病变广泛，不能做根治性切除手术，需要进行穿刺活检，对病变进行定性及肿瘤分级诊断，以辅助后续治疗方案的选择。②临床与影像学检查结果，诊断不确定，无法决定治疗方式，也需活检证实肿瘤的组织学类型、分化程度等，作为治疗选择的依据。③在全身或介入等方法治疗过程中进行肿瘤穿刺，可以协助判断治疗效果，以指导下一步治疗方案。

6. 为什么说病理诊断是诊断神经内分泌肿瘤的金标准？

因为病理诊断是基于组织细胞学层面观察，是病理医师通过显微镜几十至几百倍放大后，观察活检肿瘤组织的结构、肿瘤细胞排列方式、肿瘤细胞的异型性及核分裂等，明确病变性质和类型，相当于"眼见为实"，所以被称为"金标准"。但有时活检病例和一些"灰区地带"的疑难病例会为金标准带来不确定性。总而言之，病理活检是在进行根治性切除手术或化学药物或放射治疗之前的一项指导性的检查，目的是将疾病的性质及类型展现在临床医师面前，为治疗选择提供依据。

7. 病理诊断结果中的免疫组化是什么意思？

免疫组化是免疫组织化学的简称，其原理是抗原与抗体的相互识别和特异性结合，在光学显微镜水平，对组织或细胞内的特异性抗原进行定位及显现的一种方法。免疫组化对于病理诊断中肿瘤的确定、良恶性判断、亚型分类、鉴别诊断、后续治疗及预后评估都有重要的意义。严格来说，免疫组化并不能检测基因信息，但因为基因的变异会使细胞表面蛋白质的表达发生变化，通过免疫组化技术观察到蛋白质表达异常也能反映一些相关基因可能发生突变，如 *BRAF V600E* 基因突变可以通过特异性较高的鼠单克隆抗体 VE1 在肿瘤细胞的表达得以初步提示。在报道中，免疫组化常会结合肿瘤表达强弱和范围，使用 –、1+、2+、3+ 的表述方式。病理医师根据免疫组化表达的情况，并结合组织学特征对肿瘤做出正确的病理诊断。

8. 神经内分泌肿瘤的基因检测有什么作用？

恶性肿瘤的发生与发展是人体内肿瘤基因、肿瘤抑制基因等多基因参与的，多步骤的过程和结果，都会在基因层面存在异常改变，是肿瘤形成的基础。神经内分泌肿瘤同样存在基因异常，如分泌降钙素的甲状腺髓样癌 40%～60% 的散发型患者肿瘤中可以检测到 *RET* 癌基因突变，多位于 16 号外显子的 M918T 位点。临床上约有 5% 的神经内分泌肿瘤具有明确的可遗传的基因突变，这些突变又称为胚系突变，可导致除了神经内分泌肿瘤以外

其他多发性肿瘤，临床上形成各种遗传综合征，如 MEN1
和 MEN2，分别与胚系 *MEN1* 和 *RET* 基因突变直接相关。
因此通过基因检测，可以判断患者是否有遗传性胚系突变
基因，评估其家属患肿瘤风险，实施有效的监测、预警和
针对性干预，降低癌症发病风险和肿瘤相关的病死率。另
外，基因检测对于神经内分泌肿瘤的分级及发生部位的判
断也具有辅助意义。

9. 不同部位的神经内分泌肿瘤基因组学有差别吗？

不同部位的神经内分泌肿瘤基因组学是有差别的，约
20% 的胃泌素瘤、< 5% 的胰岛素瘤或功能性胰腺神经内
分泌肿瘤伴有 *MEN1* 基因突变导致的内分泌肿瘤综合征；
10% ～ 17% 的 *VHL* 基因突变合并非功能性胰腺神经内分
泌肿瘤，并可累及多个器官，包括肾（肾透明细胞癌）、
肾上腺（肾上腺嗜铬细胞瘤）、中枢神经系统（血管母细
胞瘤）、眼（视网膜血管瘤）等；*NF1* 基因突变导致的综
合征中有 0 ～ 10% 合并神经内分泌肿瘤，其中最常见的
是十二指肠生长抑素瘤，也有少部分为胰腺神经内分泌
肿瘤；< 1% 的结节性硬化症患者合并胰腺神经内分泌肿
瘤，主要是 *TSC1* 和 *TSC2* 基因突变所致。

10. 神经内分泌肿瘤的穿刺活检病理和手术病理有什么不同?

穿刺活检是根据少量肿瘤组织，甚至仅有少量肿瘤细胞而对肿瘤性病变进行定性和分型的诊断；细针穿刺细胞学（fine needle aspiration cytology，FNAC）诊断是穿刺活检中的一种创伤小且快速的检测方法，利用细针穿刺吸取病灶部位中的细胞等成分作涂片或液基薄片，通过观察细胞形态及伴随间质成分，判断是否是肿瘤性病变，是良性肿瘤、恶性肿瘤还是交界性肿瘤等。在实施过程中，吸取的细胞成分除进行细胞学诊断外，如果细胞量足够，还可以进行细胞学相关的分子生物学研究。术后病理是指通过外科手术获得肿瘤标本进行病理检测，术后病理切除的范围比较广泛，获得的组织信息最为全面，几乎不存在漏诊的可能。对于恶性肿瘤术后病理，由于完整切除了肿瘤组织及其周围淋巴结脂肪组织，可以更好地进行肿瘤的病理分级和分期判断，观察切缘是否干净，为患者的后续治疗和随诊策略的制定提供依据。

11. 为什么经过治疗后，神经内分泌肿瘤的 Ki‑67 指数会有变化?

Ki–67 是一种核蛋白，与细胞增殖密切相关，可以表达于细胞增殖活跃的各个周期，是肿瘤增殖的分子标志物。患者在治疗过程中所接受的治疗措施对增殖活跃的肿瘤细胞具有明显的杀伤作用，从而导致肿瘤细胞增殖指数下降，Ki-67 指数发生变化。另外，肿瘤存在异质性的情况，神经内分泌肿瘤异质性更为明显，Ki-67 指数的表达在不同分级或分化的肿瘤成分中存在差异，肿瘤的治疗，尤其是化疗对增生活跃及恶性度高的肿瘤成分相对更敏感，因此残存恶性度低（如低级别神经内分泌肿瘤）的Ki-67 指数就与治疗前有所不同。Ki-67 指数的高低对评价肿瘤细胞的增殖状态、肿瘤的生物学行为、判断患者的远期生存具有重要意义。

12. 为什么神经内分泌肿瘤的分级在治疗过程中会有变化？

神经内分泌肿瘤是根据肿瘤细胞的增殖活性来分级，增殖活性又是通过判断每 10 个高倍视野核分裂象数目和Ki-67 指数两项指标而定的，由于在治疗的过程中，通过手术及术后药物辅助治疗使肿瘤细胞的增殖活性得到抑制甚至消灭，核分裂象和 Ki-67 指数发生变化从而影响到神经内分泌肿瘤的分级。这种情况的分级改变一般是不会跨越低级别和高级别的界限的。如果治疗前活检病理是高级别神经内分泌肿瘤，而治疗后为低级别，可能是肿瘤的异质性所致。

13. 规范的神经内分泌肿瘤的病理诊断包括哪些信息？

对于手术标本进行病理诊断，规范的病理学诊断报告应包括必需信息，必需信息对诊断、治疗和预后的判断至关重要。必需信息有：①肿瘤部位；②病理诊断；③分级；④核分裂象数和 Ki–67 指数；⑤肿瘤大小和数目；⑥浸润深度及范围；⑦血管神经侵犯情况；⑧伴随其他病理成分（如非神经内分泌肿瘤成分）；⑨切缘状态（阳性或阴性）；⑩淋巴结转移，包括阳性淋巴结的数量和检查的淋巴结总数；⑪神经内分泌标志物的免疫组织化学染色；⑫根据美国癌症联合委员会（American Joint Committee on Cancer，AJCC）TNM 系统报告 TNM 分期。对于活检组织病理报告包含的内容有：肿瘤部位、病理诊断及分级、核分裂象数和 Ki–67 指数、神经内分泌标志物的免疫组织化学染色结果。

（鲁海珍）

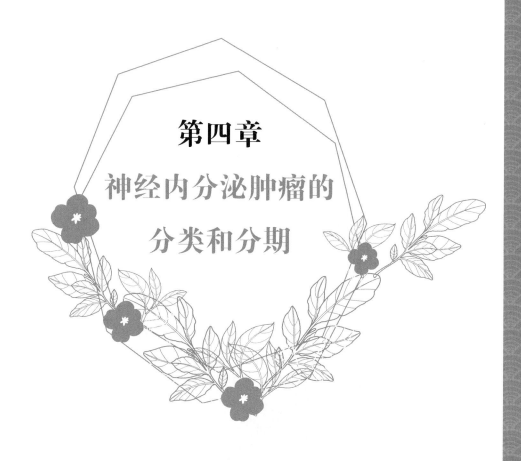

第四章

神经内分泌肿瘤的分类和分期

1. 功能性神经内分泌肿瘤有哪些临床症状？

功能性神经内分泌肿瘤根据其分泌活性激素的不同可产生各种临床症状。

（1）类癌综合征：表现为皮肤潮红、腹泻、腹痛、支气管痉挛等症状。

（2）胃泌素瘤可表现为 Zollinger–Ellison 综合征，表现为间歇性腹泻，反复发作的消化道溃疡。

（3）胰岛素瘤可表现为神经性低血糖，可伴有视物模糊、精神异常，补充糖类后可好转。

（4）胰高血糖素瘤可表现为坏死性游走性红斑，伴有贫血及血小板减少，常合并有糖尿病表现，还可能伴有口唇干裂、肠梗阻、静脉血栓及便秘等表现。

（5）血管活性肠肽瘤的典型症状为 Verner–Morrison 综合征，表现为周期性发作的水样腹泻、低钾血症、胃酸缺乏和代谢性酸中毒。

2. 胰腺的功能性神经内分泌肿瘤的典型症状有哪些？

最常见的发生于胰腺的功能性神经内分泌肿瘤为胰岛素瘤和胰高血糖素瘤。两者均伴有相应激素（胰岛素或胰高血糖素）的过量分泌，引起较为明显的临床症状。胰岛素瘤常表现为神经性低血糖症，常为清晨或运动后伴有精神症状，在补充糖类后可好转。胰高血糖素瘤典型表现为游走性红斑，伴有贫血、血小板减少，并可伴有糖尿病的相关表现。临床中一旦出现相关症状，通过影像学检查、激素水平检测等检查项目比较容易进行确诊。

3. 神经内分泌肿瘤引起的代谢紊乱会危及生命，是真的吗？

功能性神经内分泌肿瘤往往能够分泌过量的激素，提高身体中相应激素的水平，进而引起相关的临床症状及代谢紊乱，常见的表现有胰岛素瘤引起严重的低血糖，甚至出现精神症状；胃泌素瘤可引起难治性消化道溃疡，甚至出现危及生命的消化道出血；Verner–Morrison 综合征可导致严重的水样腹泻，进而丢失大量电解质，引起低钾血症及代谢性酸中毒等。以上的代谢失衡严重者均可危及生命，带来巨大的危险。

4. 功能性和非功能性神经内分泌肿瘤的手术有差别吗？

影响神经内分泌肿瘤手术预后的因素很多，包括肿瘤的部位、大小、分化、分级、转移情况等，因此很难对功能性神经内分泌肿瘤和非功能性神经内分泌肿瘤的手术和预后进行直接对比。

总体来说，功能性神经内分泌肿瘤由于常伴有激素过高的临床症状，其手术指征更为宽松，除了根治性切除以外，还可考量手术减缓临床症状。以胰腺神经内分泌肿瘤为例，胰岛素瘤如果存在症状，则无论大小都应考虑行手术切除；而对于无症状的散发非功能性胰腺神经内分泌肿瘤，如果肿瘤小于 2 cm，则可以考虑内科治疗或者随访；对于晚期的非功能胰腺神经内分泌肿瘤，手术的价值还在进一步探讨中。无论功能性神经内分泌肿瘤还是非功能性神经内分泌肿瘤，手术都是治疗局限性肿瘤的首选方法，往往能够显著改善预后。对于功能性神经内分泌肿瘤，根治性手术切除不仅能够降低肝转移的发生率，提高患者的生存率，而且有助于改善患者激素升高引起的临床症状。对于晚期的功能性神经内分泌肿瘤患者，如果能够减轻90% 以上的肿瘤负荷，也可以考虑进行肿瘤细胞减灭术，以控制肿瘤过度分泌激素引起的临床综合征。

5. 什么是非功能性神经内分泌肿瘤？好发部位有哪些？

非功能性神经内分泌肿瘤是指没有激素分泌功能的一类神经内分泌肿瘤，这类肿瘤的患者不会出现激素水平升高而引起的各种临床症状，通常是造成邻近器官压迫及侵犯或伴有转移以后才会产生临床症状。这类肿瘤的诊断常常借助于突触素和 CgA 的免疫组化阳性。

　　根据国家癌症中心统计，我国神经内分泌肿瘤好发于肺部、胰腺、胃、结直肠、乳腺等部位，其中消化系统中，胃、肠、胰腺是神经内分泌肿瘤的好发部位。其临床症状主要取决于肿瘤发生的部位及肿瘤本身的大小，在临床中可造成对邻近器官的压迫、侵犯或发生转移引起的症状，常见的症状包括腹痛、体重减轻、恶心、厌食等，也可出现腹腔出血、黄疸、腹部包块等症状。

6. 哪类无症状的非功能性神经内分泌肿瘤可以不治疗？

　　即使未引起临床症状，大多数非功能性神经内分泌肿瘤还是需要积极治疗、定期随访。如果不进行治疗，这些肿瘤有可能继续长大，进而引起相应的临床症状；这些肿瘤也可能进一步恶变、转移，进而变得更加难以处理，甚至威胁生命。以胰腺非功能性神经内分泌肿瘤为例，当肿瘤 ≤ 2 cm 时，其恶变率很低，患者如果没有临床症状的话，可以考虑进行定期的随诊；对于 > 2 cm 的非功能性神经内分泌肿瘤则建议进行根治性的手术切除，这样能够显著减少转移的发生，也能很好地改善患者预后。而对于晚期、转移性的非功能性神经内分泌肿瘤，即使没有症状，也建议进行相应的药物或核素治疗来控制病情的进展。

7. 不同分级的神经内分泌肿瘤都具有恶性潜能吗？

目前国际公认根据有核分裂象和 Ki-67 指数对神经内分泌肿瘤进行分级，包括神经内分泌肿瘤 G_1、G_2 和 G_3。往往越偏向 G_1，越倾向于良性或低级别恶性的生物学行为；越偏向 G_3，越倾向于高级别恶性的生物学行为。然而，即使神经内分泌肿瘤 G_1 也可能出现转移等恶性生物学行为，可以说所有级别的神经内分泌肿瘤都具有恶性潜能，一旦发现，应当警惕、重视。

神经内分泌肿瘤的分级与患者的预后存在一定的关系，分级越高提示肿瘤的恶性程度越大，发生转移的风险越高，因此患者的预后也越差。但是，影响神经内分泌肿瘤患者的预后因素还包括肿瘤部位、TNM 分期、神经内分泌症状等多种因素，因此在判断患者预后时除了肿瘤分级以外，也要考虑到以上的因素，从而得到综合的评判。

8. 神经内分泌肿瘤如何分期？分期和其他肿瘤有何不同？

神经内分泌肿瘤的分期主要根据 AJCC 的 TNM 分期系统，该分期系统主要包括 3 个方面内容，即肿瘤情况（T）、淋巴结情况（N）和转移情况（M），根据 T、N、M 的具体情况将神经内分泌肿瘤分为 Ⅰ、Ⅱ、Ⅲ、Ⅳ期。

针对不同部位的神经内分泌肿瘤，AJCC 中均有各自独立的分期系统，包括肺和支气管、胰腺、胃、小肠、结直肠、阑尾等。神经内分泌肿瘤的具体分期与同部位恶性肿瘤有所不同，以胰腺神经内分泌肿瘤和胰腺癌为例，胰腺癌在肿瘤大小、淋巴结个数方面有更细致的区分。

9. 神经内分泌肿瘤的分期和预后有关系吗?

神经内分泌肿瘤的分期与患者的预后有着显著的联系，TNM 分期越低，提示患者的预后越好；TNM 分期越高，则提示患者的预后越差。针对胃、肠、胰等部位的神经内分泌肿瘤，既往研究结果提示，T 分期对肿瘤患者的预后影响相对较小，而淋巴结转移和远处转移则对患者的生存预后影响显著，其中转移性神经内分泌肿瘤的预后最差。当然在判断神经内分泌肿瘤患者的预后时，除了分期之外，还要考虑病理分化、分级和神经内分泌症状等多种因素。

（张业繁）

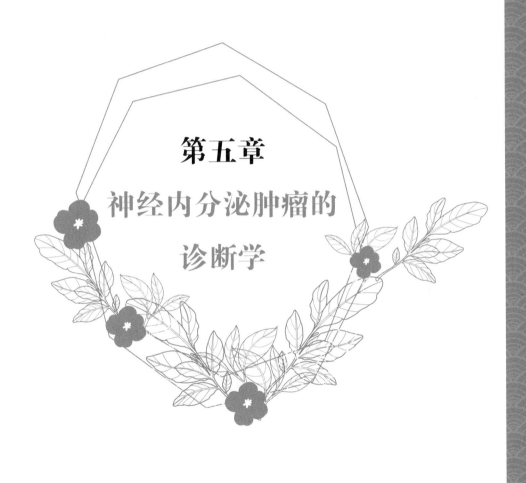

第五章

神经内分泌肿瘤的
诊断学

1. 神经内分泌肿瘤的诊断方法有哪些?

神经内分泌肿瘤的诊断方法有血液检查和影像学检查。血清 CgA 是目前诊断神经内分泌肿瘤最有价值的肿瘤标志物,可以用于指导治疗、评估疗效及动态监测肿瘤。功能性神经内分泌肿瘤还可以通过检测肿瘤分泌的特殊激素来提示诊断,如胃泌素瘤可以检测血清胃泌素水平,胰岛素瘤可以检测血清胰岛素水平,胰高血糖素瘤可以检测血清胰高血糖素水平,血管活性肠肽瘤可以检测血清血管活性肠肽水平,生长抑素瘤可以测定血清血生长抑素水平等。内镜、超声内镜(endoscopic ultrasound,EUS)及各种影像学检查包括超声、电子计算机断层扫描(computed tomography,CT)、核磁共振检查(magnetic resonance imaging,MRI)、正电子发射计算机断层显像(positron emission tomography,PET)–CT、生长抑素受体显像(somatostatin receptor scintigraphy,SRS),不仅能准确显示肿瘤的位置,还有助于判断神经内分泌肿瘤的恶性程度。当然,神经内分泌肿瘤最终的诊断需要依靠病理学检查。

2. 神经内分泌肿瘤能否自我发现和诊断?

神经内分泌肿瘤依据是否具有激素分泌,又被分为功能性神经内分泌肿瘤和非功能性神经内分泌肿瘤。功能性神经内分泌肿瘤细胞分泌各种激素，常常会导致与激素相关的临床症状，常常会引起人们的关注，医师在了解不同类型的功能性 NET 引起的症状后，大致可以推测诊断。例如，能分泌胰岛素的神经内分泌肿瘤，可使患者反复发作不明原因的低血糖；分泌血管活性肠肽的肿瘤，可引起腹泻；分泌胃泌素的肿瘤，可使患者出现难以愈合的胃或者十二指肠溃疡；分泌胰高血糖素的肿瘤，可引起糖耐量受损、游走性坏死性红斑；分泌血管活性物质 5- 羟色胺的肿瘤能导致患者反复出现面色潮红；生长抑素瘤患者可有糖尿病、胆囊结石、脂肪泻等；促肾上腺皮质激素瘤患者可有向心性肥胖、满月脸或多血质等库欣综合征表现等。而非功能性神经内分泌肿瘤常常无症状，多在肿瘤较大后压迫周围组织和结构可能引起相关症状，如可有腹痛、腹胀、恶心、黄疸等相关症状或贫血、体重下降等非特异性症状。因此，自觉有以上症状或其他不适症状，需要就医进一步检查。

3. 基层医院为何难以诊断和发现神经内分泌肿瘤？

神经内分泌肿瘤的临床表现大多是非特异性的，作为一种少见的肿瘤，大多数医师和基层医疗单位对神经内分泌肿瘤的临床认识还处于起步阶段。与其他肿瘤不同，神经内分泌肿瘤需要核素标记的生长抑素类似物受体显像等一些特殊的检查手段，不只是为得到更精确的诊断，同时还要为后续治疗药物的选择提供一定的依据，受医疗条件所限，在经验丰富、检查设备齐全的医院才更有助于神经内分泌肿瘤的诊断与治疗。

4. 神经内分泌肿瘤的多学科诊治模式是什么？

作为一种少见的肿瘤，神经内分泌肿瘤的临床认识还处于起步阶段，临床的规范化诊疗也在逐步探索和修正，而且这类肿瘤的临床诊治一定需要多学科的力量给出患者最佳的诊疗方案。例如，有的患者是在常规胃镜、肠镜或影像学例行体检中发现，有的患者因腹泻、便血、低血糖等症状就诊于消化内科、胃肠外科和内分泌科，有的患者是自己摸到包块去外科或肿瘤科就诊，也就是说，部分患者在就诊初期就可能涉及多个科室，经过各种相关检查，特别是病理科明确诊断后，在治疗过程中，依据患者的病情，常常会需要更多的科室参加，如需要外科、内科、肿瘤科、内分泌科、病理科、影像学科室、介入科及核医学科等专业医师共同讨论，为患者制定规范、适合的治疗方案，最大限度地改善患者症状、控制肿瘤生长、降低肿瘤负荷，甚至应用根治性手术治疗。由于神经内分泌肿瘤诊治的复杂性，只有多学科诊治模式才能让神经内分泌肿瘤患者获益最大。

5. 神经内分泌肿瘤的疑似患者应当做哪些检查？流程如何？

神经内分泌肿瘤临床表现多种多样，对疑似的患者，首先，采取实验室检查，血清 CgA 是目前诊断神经内分泌肿瘤的通用指标，各种肽类激素如胰岛素、促胃液素等的测定主要用于功能性神经内分泌肿瘤的诊断，对于激素水平轻度升高患者，必要时可行激发试验明确诊断；其次，需要多种影像学检查来判断肿瘤的位置、范围及有无转移，如超声、CT 或 MRI 多期增强检查。对于有条件的医院或中心，拟诊神经内分泌肿瘤的患者应积极进一步行生长抑素受体核显像或生长抑素受体标记的 PET–CT 检查，生长抑素受体核显像或生长抑素受体标记的 PET–CT 是目前原发性和转移性神经内分泌肿瘤敏感的定位诊断方法，是首选的检查方法，特别是生长抑素受体标记的 PET–CT 检查作为一种新的影像技术，在小病灶的检出方面具有明显的优势，上述检查在我国尚不普及。在明确肿瘤部位后，最终还是需要通过胃肠镜活检、穿刺活检或者微创手术活检等手段明确病理诊断。

6. 胃肠镜在胃肠道的神经内分泌肿瘤的诊治中是不可替代的吗？

胃肠镜在食道、胃、十二指肠及结直肠神经内分泌肿瘤的诊断中起到不可替代的作用，相较于传统的影像学检查，胃肠镜不仅能根据肿瘤的细微特征诊断神经内分泌肿瘤，更不容易漏诊多发的、微小的病变，胃肠镜还能准确选择活检部位从而进行病理诊断，必要时还能进行内镜下肿瘤切除，也就是说，胃肠镜既能达到诊断神经内分泌肿瘤的目的，又能对部分适合内镜下切除的病灶达到治疗作用。但是，内镜只能观察到胃肠腔内情况，对于拟行内镜下切除的患者，多数情况下建议加做影像学检查，以了解全身远处有无转移。

7. 神经内分泌肿瘤常用的血清学指标有哪些？

血清嗜铬素 A 是神经内分泌肿瘤中最常用、最有效的肿瘤标志物，60% ～ 100% 的患者血浆 CgA 升高，CgA 可用于协助诊断、指导治疗和评估疗效。CgB 是与 CgA 相同家族的分泌蛋白，可以不受口服质子泵抑制剂影响。日本学者发现：在胰腺 NET 中，CgB 比 CgA 敏感性低（72% vs. 79%），但特异性高（77% vs. 64%），且 CgB 在没有肝转移的胰腺 NET 中阳性率更高。更加值得关注的是，CgA 在直肠 NEN 常常出现阴性，而 CgB 却有更高的阳性率，因此 CgB 可以作为 CgA 的补充指标，在一定程度上可以避免当肾功能下降和用质子泵抑制剂治疗的患者中发现的 CgA 假阳性升高。胰抑素作为 CgA 的多肽产物，分子量更小，特异性更高，在 58% ～ 81% 的 NETs 中有不同程度的升高。在小肠及胰腺 NEN 中，胰抑素的升高与较短的无复发生存期和总体生存期相关，其敏感性和特异性均高于 CgA，并且不受口服质子泵抑制剂的影响。

8. 功能性神经内分泌肿瘤需要激素测定来判断肿瘤的功能状态吗？

功能性神经内分泌肿瘤可分泌大量的激素，通过在外周血检测到相应升高的激素，并结合患者的临床症状来明确诊断。血液中还有一些特定激素的增高往往提示特定的神经内分泌肿瘤：如胰岛素瘤分泌胰岛素，胃泌素瘤分泌胃泌素，胰高血糖素瘤分泌胰高血糖素，Verner–Morrison 综合征分泌血管活性肠肽，生长抑素瘤分泌生长抑素等。因此，测定胰岛素、胃泌素、胰高血糖素、生长抑素、肾上腺皮质激素、血管活性肽等激素，同时密切结合临床症状才能诊断功能性神经内分泌肿瘤。

9. 哪些肿瘤标志物对诊断神经内分泌肿瘤有帮助？

神经元特异性烯醇化酶（NSE）是神经元和神经内分泌细胞所特有的一种酸性蛋白酶，广泛存在于神经组织和神经内分泌组织中。因 NSE 水平可在多种疾病中出现，特异性不佳，在神经内分泌肿瘤的诊治过程中，将其作为非特异性标志物。NSE 在低分化的神经内分泌肿瘤中升高较为常见，与肿瘤负荷的大小、转移灶的数量及对治疗的反应相关。另外，其升高亦可见于少数非小细胞肺癌、甲状腺髓样癌、嗜铬细胞瘤、转移性精原细胞癌、黑色素瘤、神经母细胞瘤等。糖类抗原 199（CA19-9）通常不被认为是胰腺神经内分泌肿瘤的生物学标志物，因为大多数胰腺神经内分泌肿瘤存在正常范围的 CA19-9。但有研究分析发现，CA19-9 是胰腺神经内分泌肿瘤的预后生物学标志物，可能反映其侵袭性和严重性。胃泌素释放肽前体（ProGRP）是与神经内分泌组织和肿瘤相关的分子之一，在多种神经内分泌源性肿瘤中出现血清 ProGRP 水平升高，包括小细胞肺癌、类癌、大细胞癌、甲状腺髓样癌等。有研究表明，ProGRP 对于小细胞肺癌诊断的敏感性和特异性较高，而在良性疾病及其他恶性肿瘤患者，ProGRP 的释放量极少。

10. 神经内分泌肿瘤有哪些常用的影像学检查方法？

神经内分泌肿瘤是一组起源于神经内分泌系统的肿瘤，可发生在全身多个部位。目前，针对 NEN 最常使用的影像学检查方法主要有：常规形态学影像检查和核医学（或称为功能影像）检查。常规形态学检查比较常用，它可提供肿瘤的定位及分期，尤其是 CT 的广泛开展和应用，使其在 NEN 的诊断中发挥着重要作用。而以 SRS 为代表的核医学或功能影像检查，除了更准确地定位、定性诊断及评估肿瘤播散转移程度，还可以反映肿瘤的生物学行为特征，筛选出适合进行放射性核素治疗的患者，并指导治疗方案的制定。很多老百姓将以上核医学检查戏称为"高级"检查，但核医学或功能影像检查尚未在我国临床普及，我们的常规形态学影像检查方法有较好的普及，如超声、多层螺旋 CT（multi-slice CT，MSCT）、MRI、EUS 等，各种检查方法有优势，也有不足。

11. 各种常规影像学检查有哪些优缺点？

（1）经腹超声检查和超声内镜

超声检查由于其操作简单，无辐射，可以发现病灶，通常是低回声，边界清楚。但经腹超声的敏感性低，并且高度依赖操作者。EUS 是胃肠道 NEN 诊断和获取病理标本的重要检查手段，可使高频超声探头更贴近检查脏器，获得较好的空间分辨率声像图。一般认为，EUS 对于神经内分泌肿瘤原发灶的检出率较高，在检测十二指肠微小肿瘤时，其敏感性会有一定程度降低。当怀疑患者可能为胃泌素瘤或者胰岛素瘤，而经腹超声检查未能发现肿瘤时，应当采用 EUS 仔细检查胰腺和十二指肠，必要时在 EUS 引导下行细针穿刺活检。对于发现的胃、十二指肠及直肠的 NEN，EUS 可显示肿瘤对胃肠道壁的侵犯深度、范围及区域淋巴结转移情况，且可对部分病例行内镜下切除。EUS 不足之处主要为：检查具有创伤性，观察视野范围比较小，病理标本取材量较少，受操作者主观因素和操作水平影响较大等。

（2）MSCT

MSCT 的临床应用十分广泛，有较高的时间和空间分辨率，扫描速度快，可行多平面重建，能够准确显示解剖细节。采集时相包括平扫、动脉期、静脉期和延迟期。MSCT 能很好地反映肿瘤的形态、大小、范围、与周围器官的关系、有无区域淋巴结转移及远处器官转移等情况，增强扫描可以反映肿瘤的强化特点及与周围血管、器官的关系，结合薄层扫描及图像后处理功能（二维或三维图像）可较好地反映肿瘤内部的钙化、出血、坏死、囊变及侵犯周围组织等情况。目前 MSCT 的作用主要在肿瘤分期、评估手术可切除性、疗效及随诊等。MSCT 不足之处为：图像质量与扫描参数有关，肿瘤能否清晰显示与肿瘤大小、发生部位及与周围组织是否能形成良好对比关系密切。此外，CT 对于较小的肿瘤病灶检出率较低，且所带来的电离辐射也是临床中需注意的问题。尽管如此，由于 MSCT 在临床应用广泛，目前仍是神经内分泌肿瘤的首选常规影像学检查方法。

（3）MRI

MRI 常常作为一种补充检查手段用于当临床怀疑有神经内分泌肿瘤而 CT 检查阴性或者可疑阳性的患者，尤其是当出现肝转移时，MRI 可以将转移的检出率提高到 95% 以上，特别是使用肝特异性对比剂可以进一步提高对微小肝转移灶的检出，显著高于 CT 检查。同时，MRI 检查与 CT 检查相比还具有更好的软组织对比度、没有电离辐射等优点，但由于价格相对较高、检查时间长、需要患者配合度更高等原因，MRI 检查很少作为 NEN 的首选常规检查手段，多用于 NEN 肝转移或局灶性骨转移的诊断，或 CT 和超声等检查阴性而临床高度怀疑阳性的病例。

综上所述，超声、EUS、增强 CT、MRI 对于神经内分泌肿瘤的定位或定性都有很好的作用，相互间作用互补，联合检查效果更佳。

12. 神经内分泌肿瘤除常规影像外，SRS 作用大吗？

生长抑制素受体（somatostatin receptor，SSTR）广泛存在于神经内分泌细胞表面，分化好的或低级别的胃肠胰 NEN 常常高表达 SSTR，研究者将 SSTR 配体类似物与放射性核素相结合，通过配体介导（受体－配体结合）使放射性核素在 NEN 病灶中浓聚使之显影，这种高特异性与敏感性的核医学显像方法获得了高度关注，并且得到快速发展。随着核医学技术的进步，SSTR 配体类似物的结构不断被优化，目前主流前体为 SSTR 激动剂奥曲肽（octreotide，OC）类似物。奥曲肽作为生长抑素的 8 肽类似物，半衰期约为 90 min，使用 ^{111}In、^{131}I、^{99m}Tc 等放射性核素标记的奥曲肽扫描（octreotide scan）逐渐广泛应用于临床 NEN 显像中。对于神经内分泌肿瘤（G_1／G_2）的敏感性和特异性可分别达到 90% 和 80%，但对于 G_3 患者不常规推荐。奥曲肽扫描首选用于判断肿瘤的分期、肝转移及其他远处转移。但是，奥曲肽扫描对于直径＜ 1 cm 肿瘤的漏诊率可达 50%。使用这些标记的奥曲肽扫描不足之处为：空间分辨率较差，且某些炎性及正常组织也可以摄取奥曲肽，而影响疾病诊断的准确性。该检查方法现已逐步被 ^{68}Ga–SSA–PET/CT 取代。

13. 神经内分泌肿瘤除常规影像外，有更高级的检查方法吗？

更高级或一步到位的检查就是 PET–CT。常用的有：^{68}Ga–SSA–PET–CT、^{64}Cu–DOTATATE–PET–CT、^{18}F–FDG–PET–CT 等检查。

（1）^{68}Ga–SSA–PET–CT

^{68}Ga 标记的 SRS（^{68}Ga–SSA–PET–CT）在神经内分泌肿瘤诊断中显示出高度的敏感性和特异性，并解决了奥曲肽扫描空间分辨率低和解剖难以准确定位的不足。目前使用 ^{68}Ga 标记的生长抑素类似物有 3 种，为 ^{68}Ga–DOTATOC、^{68}Ga–DOTATATE 和 ^{68}Ga–DOTANOC，其中第一种较为常用。与奥曲肽扫描相似，^{68}Ga–SSA–PET–CT 也有一定的生理性摄取，图像分析时应仔细鉴别。^{68}Ga–DOTATOC–PET–CT 可发现常规 CT 和 MRI 难以发现的转移灶。此外，^{68}Ga–DOTATOC–PET–CT 还可帮助筛选适合接受生长抑素受体介导的放射性核素治疗（peptide receptor– radionuclide therapy，PRRT）的患者，指导治疗方案的制定，约有 70% 的患者因 ^{68}Ga–DOTATOC–PET–CT 的检查结果改变了原有的治疗方案。对已远处转移、常规影像学检查难以发现者，^{68}Ga–DOTATATE–PET–CT 可进一步协助检测原发病灶，敏感性和特异性可分别达到 94% 和 87%。此外，^{68}Ga–DOTATATE–PET–CT 在监测 NEN 疗效、复发和预测预后等方面也取得了一定效果。^{68}Ga–SSA–PET–CT 与奥曲肽扫描相比，还具有缩短检查时间和减低患者所受辐射剂量的优点。

（2）^{18}F–FDG–PET–CT

^{18}F–FDG 对分化好的神经内分泌肿瘤的敏感性低，如 G_1 和 G_2 级，但当肿瘤级别较高，^{18}F–FDG–PET–CT 的病灶摄取率可达 90% 以上。目前普遍认为，^{18}F–FDG–PET–CT 对于侵袭性较强和分化差的神经内分泌肿瘤有更好的诊断作用，原因可能是分化好的神经内分泌细胞具有较为正常的生物学行为，对糖的摄取和代谢与正常组织相似，所以降低了 ^{18}F–FDG–PET–CT 对病灶的检出。此外，多项研究提示，^{18}F–FDG–PET–CT 对神经内分泌肿瘤的预后也具有一定的预测价值，如检查中肿瘤呈现持续性的放射性摄取增高，提示患者预后较差。

14. 为什么在做 CT 或 MRI 时医师常常建议做增强？

增强检查就是经过静脉注射对比剂后再行扫描，使病变组织与邻近正常组织间的密度 / 信号差增加，从而提高病变显示率。病变组织密度 / 信号增加称为强化，其机制是病变组织内血管丰富或者血流缓慢，对比剂在病理组织中停滞、积蓄而强化，因此增强扫描可以反映病变组织的性质。

增强检查的意义在于：①提高对病灶，尤其是小病灶的检出率，如在平扫检查中，有些小的病灶不容易被检出，通过增强检查有无强化，这种密度/信号差，小病灶就可以很容易被发现。②有利于对病灶的定位和定性，定位就是病变发生在哪个部位，定性就是病变倾向于良性还是恶性，增强检查较平扫更有优势。③提高对肿瘤分期的准确性且可以指导手术，如胰腺有个病灶，平扫分不清血管和病变，增强检查能够很容易地区分血管和病变，有明显强化的就是血管结构，还可以更好地观察到病变与周围血管的关系，然后让外科医师来判断肿瘤的可切除性。④有利于血管及非血管结构的鉴别。⑤判断肿瘤的治疗效果，如局部治疗后有无残留或者复发。所以，增强检查对于病变的定位和定性来说非常重要。

15. 增强影像检查对神经内分泌肿瘤有什么重要作用？

增强检查就是通过注射对比剂而使病灶或正常组织强化，提高对病灶尤其是小病灶的检出率，有利于对病灶的定位和定性、有利于血管及非血管结构的鉴别、提高对肿瘤分期的准确性且可以指导手术，还可以判断肿瘤的治疗效果。分化好或低级别神经内分泌肿瘤多数是富血供肿瘤，所以增强检查显得尤为重要，如发生在胰腺的小病灶，边界清楚有明显强化，如果合并内分泌症状，首先会考虑功能性神经内分泌肿瘤；再如胰腺癌，强化程度多低于胰腺实质的肿瘤，从而很容易区分两者。所以，增强检查对于神经内分泌肿瘤来说非常重要。

16. 我了解到增强检查的好处，什么情况下不建议使用呢？

任何事物都有两面性，有好肯定就有不好，增强检查有优势就有不足，这就是增强检查的禁忌证。CT增强禁忌证有：①甲状腺功能亢进尚未治愈者。②既往使用对比剂出现中重度不良反应，如剧烈呕吐、广泛性荨麻疹、头痛、面部及喉头水肿、呼吸困难等。③妊娠，一般来说，怀孕后不行CT检查。此外，还有一些情况要慎重使用对比剂：①既往使用对比剂出现轻度不良反应，如皮肤瘙痒、恶心、呕吐、多汗、咳嗽等。②患者存在过敏性疾病，且需要治疗者。③不稳定性哮喘者。④肾功能不全者。⑤有严重心血管疾病者。

17. 超声、CT 和 MRI 在诊断神经内分泌肿瘤中哪个更好？

目前临床上广泛应用的影像学检查设备较多，每一种检查方法又有其不同于其他设备的特点。适当的检查方法，不仅能够快速准确地诊断出疾病，还能够降低费用、减少或避免对患者造成的不必要的辐射，甚至损伤。其中超声可以起到协助作用，而CT联合MRI检查效果更佳。

（1）超声检查

超声检查具有无创、方便的特点，多用于肝、胆、肾、胰、盆腔等实质脏器常规检查，或用于某些疾病筛查，一旦发现问题也可再行其他检查。对心脏、血管具有优势，不用打对比剂，患者无须特殊准备，可直接检查。对心脏疾病和外周血管的动脉、静脉闭塞性疾病等具有特异性的诊断价值。

（2）增强 CT 检查

增强 CT 检查有较高的时间和空间分辨率，扫描速度快，可行多平面重建，能够准确显示解剖细节。采集时相包括平扫、动脉期、静脉期和延迟期。增强 CT 能够很好地反映肿瘤的形态、大小、范围、与周围器官的关系、有无区域淋巴结转移及远处器官转移等情况，增强扫描可以反映肿瘤的强化特点（高强化）及周围血管的改变，结合薄层扫描能较好地反映肿瘤内部的钙化、出血、坏死、囊变及侵犯周围组织等情况。增强 CT 的不足之处为：图像质量与扫描参数有关，肿瘤能否清晰显示与肿瘤大小、发生部位及与周围组织是否能形成良好对比关系有关。此外，增强 CT 对于较小的肿瘤病灶检出率较低，且所带来的电离辐射也是临床中需要注意的问题。尽管如此，由于增强 CT 在临床应用广泛，目前仍是神经内分泌肿瘤的首选常规影像学检查方法。

（3）MRI

MRI 检查有较好的软组织分辨率，不存在电离辐射，但目前对胃肠道 NEN 的诊断多不如 CT，主要应用在胰腺和肝脏等实质脏器（肝脏作为 NEN 常见转移器官）。MRI 不足之处为：检查受扫描时间、运动伪影等因素影响较大，检查时间较长，需患者配合度更高，很少作为 NEN 的首选常规检查手段，仅用于 NEN 肝转移或局灶性骨转移的诊断，或者 CT 和超声等检查阴性而临床高度怀疑阳性的病例。

18. 影像学检查报告中，提示神经内分泌肿瘤是"富血供"的意义？

"富血供"是影像学描述的一个征象，不是一个结论。增强检查就是经过静脉注射对比剂后，对比剂随着血液循环到达全身各处，如果说有个病灶周围毛细血管网丰富，那么这个病灶的密度/信号就会明显增加，这就是所谓的"富血供"，即强化明显的肿瘤。当然，"富血供"征象可以存在于良性肿瘤，如肝血管瘤、胰腺内副脾、胰腺良性实性假乳头状瘤等；也可以存在于恶性肿瘤，如肝细胞性肝癌、胰腺神经内分泌肿瘤等。

神经内分泌肿瘤不全是"富血供"的，但大多数是"富血供"的。一般来说，功能性神经内分泌肿瘤较小（直径为 1～2 cm），边界清楚，毛细血管网丰富，多呈"富血供"；非功能性神经内分泌肿瘤，特别是分化好或低级别的神经内分泌肿瘤亦多为"富血供"，但当肿物较大时（因为没有临床症状，当病变增大对周围产生压迫出现症状时才被发现），表现为边界清楚，内部可以出现囊变、坏死，增强呈不均匀强化；有些神经内分泌肿瘤呈囊性改变，增强扫描强化不明显，这种情况较为少见。所以神经内分泌肿瘤不都是"富血供"的。

19. 胰腺"富血供"肿瘤就一定是神经内分泌肿瘤吗？

胰腺"富血供"肿瘤不一定都是神经内分泌肿瘤，但多数可能是。这就要想到胰腺其他的"富血供"肿瘤了，虽然比较少见。如胰腺转移瘤，胰腺富血供转移瘤多来自肺癌、肾癌、甲状腺癌等，多表现为均匀强化或者边缘强化，与胰腺神经内分泌肿瘤鉴别非常困难，但是胰腺转移瘤患者往往有原发性肿瘤病史，如某名患者有肺癌病史，在胰腺又发现"富血供"病灶，此时神经内分泌肿瘤、转移瘤均应被考虑，然后结合患者的检查来鉴别是哪一种。所以，胰腺"富血供"肿瘤不一定都是神经内分泌肿瘤。

20. 有钙化的胰腺神经内分泌肿瘤就是良性的吗？

胰腺神经内分泌肿瘤分为低级别和高级别，级别越高，恶性程度就越高。换句话说，胰腺神经内分泌肿瘤都视为潜在恶性肿瘤或恶性肿瘤。有研究显示，低级别的神经内分泌肿瘤多为单个发生，直径较小（＜2 cm），边界清楚，密度 / 信号均匀，钙化少见；高级别的神经内分泌肿瘤，直径较大（＞2 cm，以＞5 cm 常见），边界不清楚，密度 / 信号不均匀，坏死、钙化相对常见。所以胰腺神经内分泌肿瘤中的钙化并不是判断肿瘤良恶性的影像学征象，不像我们熟知的肺内含钙化结节多为良性的观点。

21. 肺类癌与肺癌在 CT 表现一样吗？

肺类癌与肺癌在 CT 表现不一样。

肺类癌好发于女性，在所有肺部肿瘤中非常少见（＜1%），危险因素有类癌家族史，典型类癌与吸烟无关，不典型类癌和吸烟有轻度相关性。类癌最常发生于中央气道，约 1/3 病例也发生于肺野外周，影像学检查发现前一般无症状。影像学检查尤其是胸部薄层 CT 是评估类癌最常用的手段，MRI 更多用于判断脑部、肝脏转移及骨转移等。肺类癌的 CT 表现缺乏特异性，容易被误诊为良性病变。中央型类癌的 CT 表现与其他中央型肺癌的影像表现类似，常伴有肺不张、阻塞性肺炎等，但是类癌强化较明显，肺癌容易合并坏死；周围型类癌多表现为密度均匀的圆形或类圆形结节，边缘光整，边界清晰，生长相对缓慢，增强呈明显强化，而周围型肺癌密度不均匀，边缘不光整，有典型肺癌 CT 影像征象，强化不如类癌明显，容易鉴别。所以，肺类癌与肺癌在 CT 表现是不一样的。

22. 神经内分泌肿瘤影像检查中能查全身的高级检查，诊断原理是什么？

这种高级检查就是核医学或功能影像检查。

常用的有：SRS、^{68}Ga–SSA–PET–CT、^{64}Cu–DOTATATE–PET–CT、^{18}F–FDG–PET–CT 等检查。由于 SSTR 广泛存在于神经内分泌细胞表面，低级别胃肠胰 NEN 往往高表达，研究者将 SSTR 配体类似物与放射性核素相结合，通过配体介导（受体–配体结合）使放射性核素在 NEN 病灶中浓聚使之显影，这种高特异性与敏感性的核医学显像方法获得了高度关注，并得到快速发展。^{18}F–FDG–PET–CT 检查是由发射正电子的放射性同位素 ^{18}F 标记脱氧葡萄糖（fludeoxyglucose，FDG）。FDG 是葡萄糖类似物，主要积聚在葡萄糖膜转运体和己糖激酶（一种细胞内糖酵解酶）过度表达的细胞中。^{18}F–FDG–PET–CT 反映的是细胞的葡萄糖代谢水平，在某些病理情况下，如某些类型的肿瘤或者炎症性疾病，葡萄糖代谢会上调。目前越来越多的研究结果表明，将 ^{68}Ga–SSA–PET–CT 与 ^{18}F–FDG–PET–CT 联合使用可以更准确地定位、定性诊断及评估肿瘤播散转移程度，还可以反映肿瘤的生物学行为特征，筛选出适合进行放射性核素治疗的患者，指导治疗方案的制定，也能够更好地预测疗效、预测预后。

23. PET－CT 为何在国内不能常规应用于神经内分泌肿瘤的诊断？

就我国的医疗现状来说，拥有 PET–CT 检查的医院越来越多，普及率较高，在以上的检查类型中，开展最为广泛的检查是能够反映肿瘤代谢情况的 ^{18}F–FDG–PET–CT 检查，但对于神经内分泌肿瘤这类特殊类型肿瘤而言，SRS 和 ^{68}Ga–SSA–PET–CT 的检查原理与 ^{18}F–FDG–PET–CT 不同，SRS 和 ^{68}Ga–SSA–PET–CT 通过检测肿瘤细胞表面的生长抑素表达来检出病灶，更具有特异性。由于种种原因，我国仅有少数地区和医院开展 SRS 或 ^{68}Ga–SSA–PET–CT 检查，所以还不能常规应用于神经内分泌肿瘤的诊断，但是在我国许多省会城市的中大医疗中心完成相关的检查是能够实现的。

24. 神经内分泌肿瘤的"高级"影像检查中，各自有何优缺点？

神经内分泌肿瘤细胞表面表达 SSTR，利用放射性核素标记生长抑素类似物（somatostatin analogue，SSA）作为显像剂，与肿瘤细胞表面的生长抑素受体特异性结合，采用影像学设备扫描可以使肿瘤显像。通过这一原理成像的高级检查主要有 SRS 和 ^{68}Ga–SSA–PET–CT。

（1）SRS

采用 ^{111}In、^{123}I、^{99m}Tc 等放射性核素标记的生长抑素类似物奥曲肽作为显像剂，该检查对于检出 NEN 的原发灶和转移灶都具有高度敏感性和特异性，可以全面评价病变情况，指导临床分期。SRS 既往被认为是神经内分泌肿瘤诊断、分期和随访的金标准，但由于其空间分辨率相对较低，现在已经逐步被 ^{68}Ga–SSA–PET–CT 所取代。

（2）^{68}Ga–SSA–PET–CT

采用 ^{68}Ga 同位素标记的生长抑素类似物作为显像剂，此检查具有高度的敏感性和特异性，^{68}Ga–SSA–PET–CT 对神经内分泌肿瘤诊断的敏感性和特异性可分别达到 93% 和 95%。与 SRS 相比，此检查解决了空间分辨率低这一不足，有利于 2 cm 以下小病灶的检出，有利于检出位于结构相对复杂部位的病灶（如肝门区、脾门区、胰腺周围、腹膜后的病变等），还具有缩短检查时间和减低患者所受辐射剂量的优点。此检查能够追踪患者身体各个部位的肿瘤，发现较为隐匿的转移灶，还可以帮助筛选适合接受生长抑素类似物药物治疗和生长抑素受体介导放射性核素治疗的患者，指导治疗方案的制定。

（3）^{18}F–FDG–PET–CT

采用^{18}F 同位素标记的葡萄糖作为示踪剂，肿瘤细胞会摄取这种被同位素标记的葡萄糖，在 PET–CT 扫描后提示肿瘤的糖代谢是否活跃。糖代谢越活跃，一般意味着肿瘤生长越快，恶性程度越高。由于大多数神经内分泌肿瘤分化良好，^{18}F–FDG–PET–CT 检出病灶的敏感性不高，低于 SRS，通常不作为诊断目的使用。如果肿瘤组织不表达生长抑素受体，SRS 和 ^{68}Ga–SSA–PET–CT 检查可能出现假阴性的结果，在这种情况下，^{18}F–FDG–PET–CT 可以作为一种有效的补充检查手段。

（4）^{18}F–DOPA–PET–CT

^{18}F–DOPA 是多巴胺的前体物质，神经内分泌细胞具有胺前体摄取和脱羧作用，放射性标记的^{18}F–DOPA 可进入神经内分泌细胞内而使肿瘤显像。^{18}F–DOPA–PET–CT 对高级别的神经内分泌肿瘤和起源于前肠、后肠的神经内

分泌肿瘤的敏感性较低，但对发生于回肠的低级别神经内分泌肿瘤的敏感性高。

（5）间位碘代苄胍显像

间位碘代苄胍（meta-iodobenzylguanidine，MIBG）是去甲肾上腺素的结构类似物，可以被交感神经系统和副交感神经系统分泌儿茶酚胺的嗜铬细胞特异性摄取和储存。目前 MIBG 显像主要用于嗜铬细胞瘤、副神经节瘤、神经母细胞瘤的诊断及治疗。常用的放射性核素有 ^{123}I 和 ^{131}I，^{123}I/^{131}I–MIBG 显像对嗜铬细胞瘤和副神经节瘤的诊断具有较高的敏感性和特异性，有助于判断肿瘤的良恶性程度，但 ^{123}I/^{131}I–MIBG 显像对其他类型的神经内分泌肿瘤的诊断敏感性较低，约为 52%。

（6）胰高血糖素样肽受体显像

胰高血糖素样肽受体–1（glucagon–like peptide-1 receptor，GLP–1R）在多数良性胰岛素瘤中高表达，使其成为理想的显像靶点。GLP–1R 显像对分化好的胰岛素瘤具有较好的诊断价值；对于分化差的胰岛素瘤，由于其常缺乏 GLP–1R 表达，诊断敏感性较低。

25. 神经内分泌肿瘤的"高级"检查中，医师最常推荐的是哪种检查？

针对神经内分泌肿瘤，临床医师特别强调核素功能影像高级检查的重要价值。就我国医疗水平及诊治现状来看，在多种高级检查中，应用最广泛的是能够反映肿瘤代谢情况的 ^{18}F–FDG–PET–CT 检查，但对于神经内分泌肿瘤这类特殊肿瘤而言，更具有特异性的是 ^{68}Ga–SSA–PET–CT 检查。基于这两项检查的目的不同，临床医师往往会建议患者进行双显像成像检查，就是 ^{18}F–FDG–PET–CT 和 ^{68}Ga–SSA–PET–CT 都做，能够全面评估肿瘤的性质，辅助临床制定治疗方案。

国内一项研究中比较了 ^{68}Ga–DOTATATE–PET–CT 和 ^{18}F–FDG–PET–CT 成像对于 83 例胃肠胰神经内分泌肿瘤患者的诊断和预后价值，该研究结果显示双重示踪剂的敏感性（94%）显著高于单独使用 ^{68}Ga–DOTATATE–PET–CT 或 ^{18}F–FDG–PET–CT 的敏感性（$P < 0.01$），并发现在高分化 NET 中 ^{68}Ga–DOTATATE–PET–CT 优于 ^{18}F–FDG–PET–CT，而在低分化 NEC 中，^{18}F–FDG–PET–CT 更为敏感。该研究结果和既往专家的经验建议：Ki–67 指数低于 10% 分化较好的 NET，应用 ^{68}Ga–DOTATATE–PET–CT 显像分期、选择治疗方案和预测预后；对于分化较差的 NEC，仅建议应用 ^{18}F–FDG–PET–CT 显像；而对于 Ki–67 指数为 10% ～ 20% 的 NET 及高增殖活性的 NET（Ki–67 指数 < 55%），则建议进行双显像成像评估。

26. 为什么医师建议患者既做 ^{68}Ga – SSA – PET – CT，又做 ^{18}F – FDG – PET – CT？

有时候临床医师要求神经内分泌肿瘤患者同时做 ^{68}Ga–SSA–PET–CT 和 ^{18}F–FDG–PET–CT 检查，是因为这两种检查的侧重点不同，简单说就是检查原理或目的不同。^{68}Ga–SSA–PET–CT 着重于评估肿瘤细胞表面的生长抑素受体表达情况，是阳性表达还是阴性表达呢？如果是阳性表达，那么表达程度如何呢？是高表达还是低表达呢？该项检查可能很好地回答以上问题，并且可以作为在治疗前筛选患者是否适用于 PRRT 治疗和生长抑素药物治疗的参考。而 ^{18}F–FDG–PET–CT 着重于评估肿瘤的代谢状况，肿瘤细胞会摄取这种被同位素标记的葡萄糖，一般摄取越多说明肿瘤代谢越活跃，恶性程度越高。神经内分泌肿瘤异质性很强，恶性度高的 G_3 级 NEC 可以高度摄取 ^{18}F–FDG，分化良好的 NET 也可以低度摄取 ^{18}F–FDG，糖代谢的高低和肿瘤的病理分级和分化存在相关性，所以 ^{18}F–FDG–PET–CT 也是不可缺少的检查。

通过以上两项影像学检查，在对肿瘤生物学特性进行评估的基础上，再加上病理和生化等检查进行全面评估，能够更加精准地对患者采取个体化治疗。

27. SRS 和 ^{68}Ga-SSA-PET-CT 报告中，提示神经内分泌肿瘤生长抑素受体高表达，说明什么？

首先我们需要了解 SRS 和 ^{68}Ga-SSA-PET-CT 的原理，才能更好地解读检查结果。SRS 和 ^{68}Ga-SSA-PET-CT 是基于大部分神经内分泌肿瘤细胞表面会表达生长抑素受体而设计的一种具有特异性的影像学检查。不管是 SRS 中 ^{111}In、^{123}I、^{99m}Tc 等标记的奥曲肽显像剂，还是 PET-CT 中 ^{68}Ga 等标记的生长抑素类似物显像剂，进入人体后，显像剂都能够特异性地寻找并结合神经内分泌肿瘤细胞表面的生长抑素受体，从而使肿瘤显像。可以用钥匙和门锁来简单理解，相当于神经内分泌肿瘤细胞的生长抑素受体是一把门锁，需要有特定的钥匙才能插入，那么生长抑素类似物就是这一把钥匙，能够特异性地找到"门锁"并且与其结合，由于生长抑素类似物又被放射性核素标记，通过影像学设备扫描能够使放射性核素显现出来，然后达到使肿瘤显影的目的。SRS 和 ^{68}Ga-SSA-PET-CT 报告中提示神经内分泌肿瘤生长抑素受体高表达，就是说明该肿瘤细胞表面存在很多生长抑素受体，这不但能够协助医师特异性地诊断肿瘤，而且能够辅助进行治疗方式的选择，对于神经内分泌肿瘤患者来说是非常重要的影像学检查。

28. 在神经内分泌肿瘤的治疗中，常规影像学检查与"高级"检查的指导作用一样吗？

神经内分泌肿瘤从治疗开始，就需要定期随访复查，其中影像学复查是最重要的内容，经常涉及的检查包括常用影像学检查和高级影像学检查，两种检查都能给临床医师提供有价值的信息，但其侧重面有所不同，也就是对临床的指导作用有差别。

常规影像学检查常常用于局部病灶疗效监测，能够提供形态学相关的变化信息，但对于临床表现缺乏特异性的非功能性 NEN，常规影像学缺乏特异性。此外，如果肿瘤的大小及数量等变化不明显时，常规影像学难以准确及时地评估治疗疗效，如临床中大多数分化良好的神经内分泌肿瘤往往生长缓慢，有可能治疗后短时间内肿瘤形态学变化比较小，仅仅通过形态学变化情况来评估治疗疗效，可能不够准确。

"高级"检查不但能够提供病灶形态学（如大小、密度、信号等）信息，还能够提供与受体表达和功能代谢相关的信息。例如，提供肿瘤生长抑素受体表达情况的 SRS、^{68}Ga–SSA–PET–CT 和提供肿瘤糖代谢情况的 ^{18}F–FDG–PET–CT，而且 PET–CT 检查能够提供全身信息，有利于指导临床分期和疗效评估。在治疗前，SRS 和 ^{68}Ga–

SSA–PET–CT 检查能够提示肿瘤是否表达生长抑素受体及表达程度如何，简而言之就是如果检查出某位神经内分泌肿瘤患者的生长抑素受体表达呈阳性，并且是高表达，理论上就可以用生长抑素类似物或者 PRRT 进行治疗；如果检测出来是生长抑素受体是阴性表达，那么不太适用 PRRT 治疗。在治疗随诊中，^{68}Ga–SSA–PET–CT 和 ^{18}F–FDG–PET–CT 可以提供受体表达是否有变化及是否出现新病灶等信息，有利于监测疾病的发展及评价治疗疗效。

29. 发现和诊断小肠神经内分泌肿瘤，有哪些影像学检查可用？

小肠神经内分泌肿瘤是一种来源于小肠 APUD 细胞系的肿瘤，早期一般缺乏明显或特异性临床症状，影像学对于小肠疾病的诊断一直以来都是一个难题，但随着检查设备的不断优化及新技术的不断研发，影像学在小肠肿瘤中的诊断价值也日益提高。

目前，针对小肠神经内分泌肿瘤常规影像学检查方法主要有 EUS、多层螺旋 CT（multi–slice spiral CT，MSCT）、MRI、CT/MR 小肠造影（CTE/MRE）；"高级"功能影像检查有 SRS、^{68}Ga–SSA–PET–CT、^{18}F–FDG–PET–CT 等。

EUS 及其衍生的超声内镜引导下细针穿刺活检术

（endoscopic ultrasound-fine needle aspiration，EUS-FNA）技术是小肠神经内分泌肿瘤不可或缺的诊断手段，对微小病变敏感性高并且可以显示肿瘤对肠壁的侵犯深度、范围及区域淋巴结转移情况，尤其是对于长在消化道黏膜下的小肠肿瘤具有很高的诊断价值，可以观察肿瘤来自于肠壁的哪一层，必要时也可以在 EUS 的引导下进行活检或切除，如十二指肠胃泌素瘤。

随着 CT、MRI 时间和空间分辨率的提高，以 CT 和 MRI 为基础的断层图像能够清晰显示小肠腔内、肠壁及腔外的情况，尤其是 CT/MR 小肠造影的使用，使小肠疾病的诊断准确性得到提高。目前对于体积较小的小肠神经内分泌肿瘤，特别是胃镜无法达到的空肠、回肠，临床医师常常会建议患者常规做 CT/MR 小肠造影，对有条件的患者更加推荐 ^{68}Ga-SSA-PET-CT，这样可以大大提高小肠神经内分泌肿瘤的检出率。

30. 特殊的神经内分泌肿瘤，如胰岛素瘤、肾上腺嗜铬细胞瘤及副神经节瘤，有更针对性的影像学检查吗？

对于特殊类型的神经内分泌肿瘤，常规 CT 和 MRI 有助于病灶的部位诊断，但缺乏特异性，对这类肿瘤而言，"高级"功能性影像检查更有优势。

对于副神经节瘤和嗜铬细胞瘤，MIBG 显像具有针对性且特异性高。检查原理主要是由于 MIBG 是去甲肾上腺素的结构类似物，其功能与去甲肾上腺素、肾上腺素等神经递质类似，被放射性碘标记的 MIBG 进入人体后，能够被肾上腺髓质与全身其他富含肾上腺素能神经的组织特异性摄取和储存，使肿瘤显像。有研究显示，^{123}I–MIBG 对副神经节瘤和嗜铬细胞瘤诊断的敏感性和特异性分别达到 82% ～ 88% 和 82% ～ 84%。此外，^{123}I/^{131}I–MIBG 显像有助于判断嗜铬细胞瘤和副神经节瘤的良恶性程度。

对于胰岛细胞瘤，胰高血糖素样肽受体显像具有针对性。检查原理主要是由于胰岛 β 细胞广泛表达 GLP–1R，高于生长抑素受体的表达，所以对于分化较好的胰岛素瘤来说是理想的显像靶点，具有较高的诊断价值，目前临床使用 Exendin–4 受体检查胰岛素瘤；但对于分化差的胰岛素瘤，由于肿瘤细胞表面常缺乏 GLP–1R 表达，诊断敏感性较低。

31. 神经内分泌肿瘤患者复查时怎么选择影像学检查，需要注意哪些？

神经内分泌肿瘤复查内容中，影像学检查不可缺少，其中最常规的影像学复查手段是增强 CT 检查。如果肿瘤伴有肝转移，肝特异性对比剂普美显增强 MRI 检查也可以作为补充检查，能够帮助临床医师尽可能准确地评估肝转移瘤情况。超声一般很少推荐作为常规复查手段，因为其重复性差，又是操作者依赖性检查，多只是作为初筛检查手段。由于价格昂贵等原因，PET–CT 也不作为常规的复查手段，但对于选择 PRRT 治疗的患者，PET–CT（如了解肿瘤糖代谢情况的 ^{18}F–FDG–PET–CT 和了解肿瘤生长抑素受体表达情况的 ^{68}Ga–SSA–PET–CT）是需要选择的复查检查。另外，对于部分治疗过程中临床怀疑肿瘤的恶性程度或者受体表达情况可能出现变化的患者，也会建议应用 PET–CT 进行复查，亦有助于发现更多微小病灶，全面评估病情。因此，对于有条件的患者和医院，可更多采用"高级"功能性检查复查。

关于复查需要注意的内容，一般都建议复查最好在同一家医院，因为患者的影像图像被完整地存储在同一家医院的系统里，方便进行治疗前后的比较。如果因为种种原因需要更换医院复查，建议患者最好将既往的影像学资料准备齐全。另外，患者就诊时带的胶片图像，只是选择打印出来的部分影像图像，而完整的影像图像是连续的，所以一定程度上胶片提供的信息是不够完整的。关于影像复查的间隔时间，建议听从治疗医师根据病情、治疗方案等因素给予的建议，一般间隔多为 2 ~ 3 个月复查一次，对于分化较好、恶性程度相对低的神经内分泌肿瘤患者，复查时间可适当延长。

32. 怀疑神经内分泌肿瘤骨转移或肝转移时，需要用哪种检查？

当怀疑神经内分泌肿瘤伴有骨转移时，最常推荐的检查是放射性同位素标记的全身骨显像，简称骨扫描。此检查敏感性高，价格不贵，能在临床出现疼痛症状之前发现病灶。与 CT 检查相比，能够更早地发现骨转移病灶，因为全身骨显像反映的是机体功能代谢状态，在骨转移早期发生血流代谢状态改变时，全身骨显像就能够反映出骨质代谢异常情况，不需要出现骨质破坏征象时就能发现病灶；并且此检查可以从头到脚扫描检测，不需要像 CT 检查一样单个部位地进行扫描采集，所以只需要比较少的费用就能实现全身检测。当然在怀疑局部椎体（如颈椎、胸椎、腰椎、骶椎）发生骨转移时，也可以选择 MRI 检查，MRI 对骨转移灶敏感性高，可以较早期地发现骨转移，并且 MRI 检查对软组织的分辨率也更高。在临床工作中，需要结合患者的需求选择合适的检查。

当怀疑神经内分泌肿瘤肝转移时，推荐肝脏 MRI 检查，特别是肝特异性对比剂（普美显）增强 MRI 检查，此项检查对于微小病灶的检出率明显高于超声和增强 CT

检查，更能检出 1 cm 以下，甚至 5 mm 的病灶，并且 MRI 无辐射，检查费用相对高于超声和增强 CT。

33. 确诊的神经内分泌肿瘤，为什么医师有时会建议做甲状腺超声和垂体 MRI 呢？

MEN1 是一种常染色体显性遗传性疾病，是神经内分泌肿瘤的一种特殊类型，简单理解就是多个内分泌腺体都有可能同时并发肿瘤，其中就包括胰腺、甲状腺、甲状旁腺和垂体等。目前认为抑癌基因 *MEN1* 突变是主要的发病机制，所以从基因学上是可以帮助诊断的。然而，临床工作中逐渐出现 *MEN1* 基因突变阴性但症状典型的患者，也给本病的诊断带来了挑战。MEN1 可以有多种临床表现，主要表现有原发性甲状旁腺功能亢进症（primary hyperparathyroidism，PHPT）、胃肠胰神经内分泌肿瘤（gastrointestinal pancreatic neuroendocrine tumors，GEP-NEN）、垂体前叶腺瘤。其中最常见的是 PHPT，发病率约为 90%，可以导致甲状旁腺素分泌增多，伴随高血钙、低血磷等临床表现；GEP-NEN 的发病率占 MEN1 中的第二位，包括胃泌素瘤、胰岛素瘤、胰腺多肽瘤、胰高血糖素瘤、血管活性肠多肽瘤和非功能性肿瘤，GEP-NEN 是决定 MEN1 患者生存时间的重要因素；MEN1 垂体腺肿瘤多为直径 1 cm 左右大小的腺瘤，女性多发，其中泌乳素瘤是最常见的 MEN1 垂体腺肿瘤。

所以，对于神经内分泌肿瘤患者，即使是在确诊后，临床医师有时会建议患者进行甲状腺超声和垂体 MRI 检查，以检查脑垂体、甲状腺和甲状旁腺等分泌腺是否存在异常，目的是排除患有 MEN1 的可能性。

34. 为什么当影像学检查明确有新问题时，医师就会建议更改治疗方案呢？

神经内分泌肿瘤患者开始接受治疗后就要定期复查，影像学复查占有重要地位，是评估治疗疗效的主要手段。常规影像学和"高级"功能性检查可以提供肿瘤的大小、数目、血供、代谢、受体表达是否有变化及是否出现新病灶等信息。对于有远处转移的神经内分泌肿瘤患者，定期随访复查可以掌握药物治疗效果和病情动态变化；对于已行根治性切除手术的神经内分泌肿瘤患者，因为目前没有术后进行辅助治疗的证据，更需要规律的定期随访以监测疾病复发的可能。当影像学检查发现了新问题时，说明患者病情出现进展，往往提示当前的治疗方案的效果不佳，如常规 CT 检查提示肿瘤体积增大、出现转移瘤或者原有转移瘤快速增大等情况时，提示当前的治疗方式对于本例患者获益不大，可能需要及时调整治疗方案；也有可能 ^{68}Ga–SSA–PET–CT 提示肿瘤细胞 SSTR 表达出现变化，如从最初的高表达变化为低表达；也有可能 ^{18}F–FDG–PET–CT 提示肿瘤代谢出现增高或出现新病灶，都提示患者的病情出现变化。当然，是否需要更换治疗方案还要结合患者自身病情和临床指南综合考虑。

35. 当影像学检查发现新问题，又难以定性的时候，该怎么办？

神经内分泌肿瘤患者治疗开始后要求定期进行影像学复查，主要是评估治疗疗效和监测疾病的发展等情况。当影像学检查发现新问题，又难以定性的时候，最及时并且准确的方法是活检病理检查，但也有可能存在种种情况难以进行，临床医师会根据患者自身情况提出建议。如患者通过平扫检查发现肝脏或其他器官出现新病灶，但难以确定病灶的性质（良性的还是恶性的？原发的还是转移的？），可以建议进一步做增强检查；如患者通过 EUS、CT 或 MRI 等常规影像学检查发现新病灶，可以建议进一步做"高级" PET 检查以提供更多有关病灶代谢或者受体表达相关的信息；如患者因为体质过敏等原因无法进行增强检查，可以根据自身情况建议短期随诊观察。

总的来说，组织病理检查是诊断病灶性质的金标准。对于神经内分泌肿瘤随访中发现的新发或复发肿瘤，或者原有肿瘤出现快速进展时，建议对新发肿瘤或快速增长的转移灶进行病理活检，重新评估 Ki-67 增殖指数及核分裂象，这是因为神经内分泌肿瘤具有高度异质性（包括时间异质性和空间异质性），虽然确诊时明确了病理分级，但在病程进展时（如复发、出现转移灶或者原有转移灶快速变化时），病灶的病理分级可以出现改变，而且不同的转移灶之间的病理分级也可能存在差异，肿瘤分级增加可能会改变治疗策略，病理检查能够更好地判断病情，从而提供更准确的治疗方法。

（蒋力明）

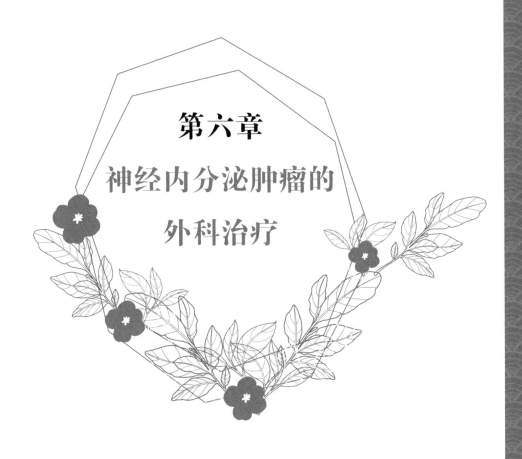

第六章

神经内分泌肿瘤的
外科治疗

1. 为什么说外科手术在神经内分泌肿瘤治疗中起到决定性的作用？

手术治疗是唯一可能根治神经内分泌肿瘤的手段，一般来说，只要符合手术适应证，都要尽可能首选手术治疗。没有发生转移的早期或中期神经内分泌肿瘤患者，可以通过手术达到根治。分化良好的神经内分泌肿瘤，即使已经发生远处转移，也可以通过手术切除原发灶和转移灶来达到很好的治疗效果。如已出现肝转移的患者，其中约10%仍可获得肝转移灶根治性切除的机会。如果是神经内分泌癌，一旦发生转移，就不再建议手术，应该以药物治疗为主。

手术方式根据肿瘤生长的不同部位、不同侵犯范围而有区别。围手术期应注意控制患者的症状，尤其是伴有类癌综合征的患者，需警惕类癌危象的发生，可预防性使用短效生长抑素规避。

对于失去根治性切除机会的患者，如肿瘤相关症状明显，减瘤手术可以缓解症状并延长生存期。有的患者在初诊时伴发转移，不可直接进行根治性手术切除，而往往需要先进行全身治疗。其中有部分患者通过全身治疗后肿瘤缩小，仍可进行根治性手术。而另一部分患者经全身治疗后仍不能进行根治性手术，亦可根据具体情况进行姑息性手术。姑息性手术需要严格把握手术指征，才会对患者总生存期的改善有所帮助，一般手术决策需要经多学科联合会诊（multidisciplinary team，MDT）决定。

2. 神经内分泌肿瘤，开腹和腹腔镜手术如何选择？

腹腔镜手术和开腹手术各有优缺点，具体选择使用哪种方式，需要根据患者的病情、经济情况、医师手术技巧的熟练程度等来进行综合评估。腹腔镜手术和传统开腹手术比较，具有以下特点：①腹腔镜手术创口比较小，一般是在腹部开 3～5 个 1 cm 左右的切口；传统开腹手术是在腹部打开 10～15 cm 的手术切口。②腹腔镜具有一定的放大效果，可以更加清晰地显露术野血管神经。③腹腔镜手术切口小，恢复快，患者疼痛感轻，相对于传统开腹手术而言，在术后恢复方面更具有优势。

选择腹腔镜手术还是传统开腹手术，首先都要从肿瘤的生物学行为方面考量，肿瘤的治疗根治性永远是需要放在首位的；其次是手术的安全性，如一些肿瘤负荷高、手术难度大、风险较高的病例，就不适合采用腹腔镜手术。随着腹腔镜技术逐渐成熟，其具有的微创、安全、有效的特点使其在神经内分泌肿瘤肝转移分期切除和同期切除等以往的大手术中显示出一定的优势，在把握肿瘤的生物学行为特点和外科治疗原则的基础上，合理、充分结合腹腔镜的优势，可以最大限度地减少患者创伤，利于后期综合治疗。

3. 胰腺肿瘤切除的患者，对患者的胰腺功能有影响吗？

胰腺主要有外分泌和内分泌两大功能。胰腺外分泌的主要成分是胰液，内含碱性的碳酸氢盐和各种消化酶，其功能是中和胃酸，消化糖、蛋白质和脂肪。胰腺内分泌的主要成分是胰岛素、胰高血糖素，其次是生长激素释放抑制激素、肠血管活性肽、胃泌素等。内分泌腺由大小不同的细胞团——胰岛所组成，胰岛主要由 4 种细胞组成：A 细胞、B 细胞、D 细胞、PP 细胞。A 细胞分泌胰高血糖素，升高血糖；B 细胞分泌胰岛素，降低血糖；D 细胞分泌生长抑素，以旁分泌的方式抑制 A 细胞、B 细胞的分泌；PP 细胞分泌胰多肽，抑制胃肠运动、胰液分泌和胆囊收缩。

无论是全胰切除还是部分胰腺切除后，人体的胃肠消化功能一定会受到影响，部分患者会出现糖尿病，部分患者联合脾脏切除会出现血小板降低，部分患者会出现消化不良、营养障碍等。因此，手术医师会根据肿瘤的部位、大小、分化、有无转移等多种因素综合评判，既根治性地切除肿瘤，又尽可能保留胰腺的功能。

4. 神经内分泌肿瘤发生转移，还能行外科手术治疗吗？

神经内分泌肿瘤跟其他肿瘤一样，也会发生转移。不同病理分级的复发转移率差别较大。当患者术后发生复发转移时，医师要根据患者的不同情况制定个体化的治疗方案。一般来说，神经内分泌癌一旦发生转移，就不建议手术治疗了。个别晚期神经内分泌癌患者，如需要接受姑息性手术，必须要在 MDT 指导下谨慎开展。而神经内分泌肿瘤患者，虽然发生转移，相当一部分患者还是能够从手术中获益的。

首先，神经内分泌肿瘤患者术后发生局部复发，进行二次手术如能将复发病灶完全切除，在患者一般状况良好的情况下应考虑进行手术治疗。对于孤立的远处转移灶，经过综合治疗后转移灶稳定或缩小，且没有出现新的转移灶，可以考虑手术治疗，这类患者能够从手术中获益。

其次，对于多个邻近脏器转移或复发灶，对患者进行肿瘤详细的术前评估后，患者身体体力状况允许，可考虑联合脏器切除。对于较大转移灶，初始不可切除的患者经综合治疗后转化为可切除的病灶时，如果患者身体条件能够耐受，应考虑手术切除。对于多发的局部和远处转移患者，经外科评估无法完全切除或者切除后患者身体状况无法耐受时，不建议手术切除。但是为预防或治疗患者出现消化道梗阻、出血等严重危及生命和生活质量的并发症，可行姑息性手术。部分有功能的神经内分泌肿瘤转移患者，也可以通过减瘤手术缓解症状。

5. 胃肠道的神经内分泌肿瘤可以通过内镜下切除吗?

胃肠道是神经内分泌肿瘤最常见的发病部位，随着胃肠镜的普及，许多神经内分泌肿瘤在胃肠镜检查的过程中被发现并确诊，传统的手术方式是开放式的，创伤较大，患者恢复慢，即便是腹腔镜手术也同样带来许多的创伤。通过胃肠镜检查发现的神经内分泌肿瘤能否在内镜下进行切除，是很多人关注的问题。

首先，对于早期发现、病变小、分化良好的神经内分泌肿瘤，内镜下切除是可以达到根治效果的。其次，内镜切除手术需要一定的技术设备支持，一般建议在具有一定规模的医疗中心进行。已经被证实具有较高安全性和根治性的内镜切除手术是内镜黏膜下剥离术（endoscopic submucosal dissection，ESD）。ESD 是一种新的微创的治疗手段，适用于良性或恶性程度较低的肿瘤病变的治疗。选择合适的患者实施 ESD，可以使一部分的胃肠道神经内分泌肿瘤患者避免腹腔镜手术或开腹手术的较大创伤和痛苦，最大限度地保留器官的完整和功能。ESD 手术创伤小，术后恢复快，更重要的是，患者可接受多个部位多次治疗，对于 ESD 术后局限肿瘤复发或者残留的患者，可再次选择行 ESD 治疗，大部分仍可完整切除。ESD 不破坏胃肠道结构，不影响患者的生活质量。

必须强调的是，能否采用内镜下切除的方式，必须综合考虑肿瘤恶性程度、有无局部淋巴结转移和远处转移等情况，在 MDT 指导下进行决策。

6. 针对神经内分泌肿瘤肝转移有哪些治疗方法？

神经内分泌肿瘤是一种起源于神经内分泌细胞的异质性恶性肿瘤，肝脏是其最常见的转移器官。目前，临床工作中针对神经内分泌肿瘤肝转移的主要治疗方法包括外科治疗、内科治疗、介入治疗等。

（1）外科治疗

对于组织学分型为 G_1 级和 G_2 级的神经内分泌肿瘤肝转移患者，手术是唯一可能治愈的手段，手术不仅能切除转移病灶，还可以改善转移灶分泌激素所诱发的症状。相关研究表明，胰腺神经内分泌肿瘤肝转移不可切除的患者 5 年生存率不足 30%，而完全切除者则可达 60% ～ 80%。对于肿瘤原发灶已切除、无肝外转移、分化好的患者，当其他手段难以控制临床症状时，肝移植可作为一种治疗选择。

（2）内科治疗

对于不可手术切除的神经内分泌肿瘤肝转移的患者，全身化疗、生物治疗、分子靶向治疗是可以考虑的治疗选择。对于可切除的 G_1 级、G_2 级的肝转移患者，不推荐进行术前新辅助治疗和术后辅助治疗。化疗主要应用于出现肝转移的 G_3 级神经内分泌肿瘤患者，靶向治疗和生长抑素类似物主要用于治疗生长缓慢的 G_1 级和 G_2 级的神经内分泌肿瘤肝转移患者。

（3）介入治疗

介入治疗对不可手术切除的神经内分泌肿瘤肝转移患者是一种有效的治疗手段，包括肝动脉栓塞、肝动脉放疗性栓塞、射频消融、冷冻治疗等。

（4）PRRT

近年来，PRRT 成为神经内分泌肿瘤肝转移患者的新型治疗手段。其原理是将特异性多肽"兰瑞肽／奥曲肽"和放射性核素相结合，构建成新型复合药物，借助靶向识别作用于肿瘤细胞，继而将放射性核素导入肿瘤组织，释放射线，最终杀灭肿瘤，亦称为靶向内照射治疗。

7. 什么是减瘤手术？减瘤手术的作用如何？

减瘤手术是在肿瘤体积较大或侵犯范围较广，不具备完全切除条件时，做肿瘤的大部分切除以降低肿瘤负荷的手术。减瘤手术可减轻肿瘤负荷、缓解患者局部压迫等症状，同时为今后的综合治疗奠定基础。在生长抑素类似物疗法出现之前，医学界普遍认为在至少90%肉眼可见的肿瘤被切除（减瘤阈值90%）的情况下，神经内分泌肿瘤的症状才能得到控制，当时并没有对患者术后生存进行评估。对于有症状的神经内分泌肿瘤患者行减瘤手术（当减瘤阈值达到瘤体体积的70%及以上时）可达到良好的症状控制及激素水平显著降低的效果。但在无症状的神经内分泌肿瘤患者中，应用减瘤手术仍有争议。根据疾病部位、肿瘤负荷和所达到的减瘤程度，对患者进行分层研究的神经内分泌肿瘤减瘤手术的随机对照研究有可能给出减瘤手术与生存相关性的明确答案，但减瘤手术能否延长神经内分泌肿瘤患者的生存期，目前仍无明确定论。

8. 肠神经内分泌肿瘤的内镜和腹腔镜手术如何选择？

直肠是胃肠道神经内分泌肿瘤高发的部位，直肠神经内分泌肿瘤（rectal neuroendocrine tumor，RNET）的发病率近年来明显升高。RNET 预后较好，5 年生存率达到 85% 以上，但其是一种潜在恶性的肿瘤，可能发生淋巴结转移和远处转移。WHO 分级指南将 RNET 分为 G_1 级、G_2 级、G_3 级，其中：G_1 级 RNET 的 5 年生存率为 91%，G_3 级仅为 32%。RNET 手术方式的选择主要依据肿瘤大小、T 分期和 G 分级：①对肿瘤直径 < 1 cm、T_1 期、G_1 级、不伴有局部淋巴结转移或远处器官转移的患者，推荐行内镜下黏膜切除术（endoscopic mucosal resection，EMR）或 ESD。②对肿瘤直径为 1 ~ 2 cm 的患者，根据 T 分期和 G 分级，行 ESD 或切除肠壁全层的局部切除术或根治术。③对肿瘤直径 > 2 cm、分期 ≥ T_3、G_3 级的患者，推荐行根治性切除术。

直肠神经内分泌肿瘤符合根治手术指证者，目前临床上行根治性切除多优选腹腔镜手术，由于直肠神经内分泌肿瘤发病率较低，目前尚无针对腹腔镜直肠神经内分泌肿瘤切除的大型研究，但已有多个研究证实腹腔镜用于直肠恶性肿瘤的治疗具有良好的手术效果和肿瘤学效果。因此，RNET 经腹腔镜手术实现根治主要取决于能否达到 R_0 切除及是否符合肿瘤的生物学行为。

9. 胃神经内分泌肿瘤的内镜和腹腔镜手术如何选择?

胃神经内分泌肿瘤的治疗需要根据临床分型进行选择。目前胃神经内分泌肿瘤按照新版的 WHO 3 型分类法,将分化良好的胃神经内分泌肿瘤分为 3 型。神经内分泌肿瘤根据背景疾病和起源不同,分为萎缩性胃炎相关的Ⅰ型、胃泌素瘤 /MEN1 相关的Ⅱ型和非胃泌素依赖的Ⅲ型。Ⅰ型胃神经内分泌肿瘤极少出现淋巴和远处转移,病灶直径也较少大于 1 cm,主要靠内镜治疗为主。Ⅱ型神经内分泌肿瘤主要通过外科手术切除胃泌素瘤和并发的其他神经内分泌肿瘤。在Ⅲ型胃神经内分泌肿瘤中,对于可切除的,应遵循胃腺癌的外科治疗原则。在胃神经内分泌肿瘤外科手术治疗上,腹腔镜手术主要用于早期肿瘤,特别是对于那些没有浸润胃壁、无远处淋巴结转移和 BMI 指数不高的患者,腹腔镜手术能够实现在血管根部进行结扎和淋巴结的完整切除,对淋巴结的视野更加清晰,清扫更加干净。已有国内外的研究表明,在胃神经内分泌肿瘤中,采用腹腔镜手术治疗的方式,可以达到与传统开腹根治术相当的疗效,并且具有良好的微创优势,随着腔镜技术的发展与术者技术水平的提高,对于某些中晚期可手术的神经内分泌肿瘤患者,也可应用腹腔镜手术。所以,符合根治性手术条件的胃神经内分泌肿瘤患者，是可以通过腔镜手术根治的。

10. 阑尾炎手术发现神经内分泌肿瘤需要行右半结肠切除术吗？

阑尾神经内分泌肿瘤占阑尾原发肿瘤 43% ～ 57%，占所有阑尾手术的 0.2% ～ 2.3%，其总体发病率低，临床表现无特异性，多数为阑尾手术后病理偶然发现，应根据患者的具体情况决定手术方式。当肿瘤直径＜ 1 cm、位于阑尾尖部且切缘为阴性，单纯的阑尾切除被认为是足够安全的，只有极少数肿瘤位于阑尾根部且未完整切除或侵犯阑尾系膜＞ 3 mm 者需考虑补充右半结肠切除术。对于直径为 1 ～ 2 cm 的肿瘤，虽然转移概率较小，也倾向于行右半结肠切除术，尤其是当阑尾神经内分泌肿瘤合并以下情况时，应在衡量手术并发症的基础上考虑行右半结肠切除术：位置位于阑尾基底部、肿瘤切缘阳性、病理分级为 G_2 级或 G_3 级、浸润阑尾系膜＞ 3 mm、有血管或淋巴管浸润，以及无法评估或不确定肿瘤的切除情况。直径大于 2 cm 的肿瘤，因转移风险较高，建议行右半结肠切除术。另一种特殊类型的杯状细胞类癌，由于转移机会大、预后差，建议在阑尾切除术后 3 个月内补充右半结肠切除术。

11. 胰腺神经内分泌肿瘤可以不做手术而观察吗?

胰腺神经内分泌肿瘤是否手术,首先要看肿瘤是否具有神经内分泌功能,如果是功能性的,原则上即使再小,只要可切除还是力争切除。对于非功能性的胰腺神经内分泌肿瘤,目前手术治疗的金标准是肿瘤直径大于 2 cm。对于 1 ~ 2 cm 或者更小的神经内分泌肿瘤,需要根据是否具有高危因素(更高的 Ki–67 指数和核分裂象、胰管扩张等)和短期内迅速增大,以及肿瘤的部位(位于胰头的手术创伤较大,胰体尾相对创伤较小)来综合评估是否行手术治疗。

12. 胰腺神经内分泌肿瘤出现肝转移还有治疗方法吗?

胰腺神经内分泌肿瘤出现肝转移,首先要进行全面的影像学评估(肝脏、胰腺增强 MRI、^{68}Ga–PET–CT)明确是否有肝外转移及是否具有可切除性。对于原发病灶和转移灶均可切除的胰腺神经内分泌肿瘤患者,首选手术根治性切除。对于无法手术切除的胰腺神经内分泌肿瘤患者,首选全身系统性治疗,根据肿瘤负荷、Ki–67 是否小于 10%、近期增长速度等综合考虑采用化疗、生长抑素治疗或小分子酪氨酸激酶抑制剂(tyrosine kinase inhibitor,

TKI）治疗。PRRT 是近年来兴起的一种新型的放射性核素内照射治疗，临床研究数据显示了良好的治疗前景，可以作为一线系统性治疗失败后的选择。

（赵宏）

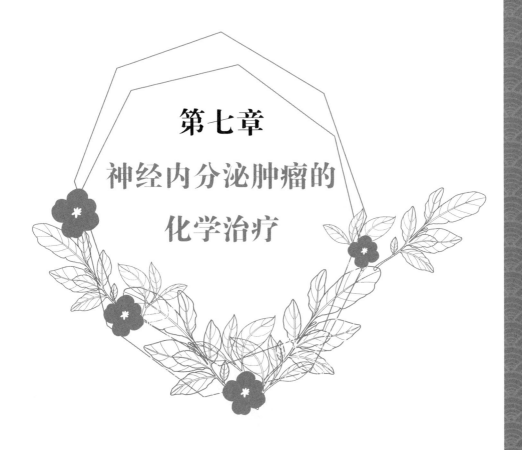

第七章

神经内分泌肿瘤的化学治疗

1. 神经内分泌肿瘤有哪些类型药物治疗手段？

根据作用机理，可将药物治疗手段分为抗激素分泌和抗肿瘤增殖两大类药物。抗激素分泌药物包括生物治疗和针对特定激素的阻断剂；抗肿瘤增殖药物主要包括靶向药物、细胞毒性化疗药物。另外，免疫治疗药物在神经内分泌肿瘤治疗中仅处于研究阶段。

抗激素分泌药物主要有生长抑素类似物，如奥曲肽、兰瑞肽，可以通过抑制神经内分泌肿瘤细胞表面的激素受体达到抑制激素分泌的作用。还有一些针对特定激素的阻断剂，如二氮嗪可阻断胰岛素的释放；美替拉酮类可阻断皮质激素释放；奥美拉唑等质子泵抑制剂可阻断胃酸分泌。

抑制肿瘤增殖的药物，主要有生长抑素类似物、靶向治疗、化学治疗和免疫治疗等。生长抑素类似物是既有抗激素分泌作用和抗肿瘤增殖作用的两方面功能药物。化学治疗药物又称为细胞毒性药物，能强效杀死肿瘤细胞。靶向治疗主要包括两类靶向治疗药物，雷帕霉素靶蛋白（mammalian target of rapamycin，mTOR）抑制剂依维莫司和抗血管生成小分子药物舒尼替尼和索凡替尼等，不同药物分别在胰腺和非胰腺神经内分泌肿瘤治疗中获得有效性研究结果。免疫治疗主要以 PD-1/PD-L1 抑制剂为代表，通过激活肿瘤免疫微环境达到抑制肿瘤作用，但针对神经内分泌肿瘤的免疫治疗仍在临床早期探索阶段。

2. 神经内分泌肿瘤有哪些化学药物治疗？怎样评价疗效？

神经内分泌肿瘤化学药物选择取决于神经内分泌肿瘤病理学分类和部位，在选择具体用药方案时，需首先明确疾病分化程度和病理诊断。

神经内分泌肿瘤大体分为分化良好的神经内分泌肿瘤（NET）和分化差的神经内分泌癌（NEC）。分化良好的 NET 又按照核分裂象和 Ki-67 指数分为 G_1、G_2、G_3 3 个级别。NET 的化学治疗一般在进展较快、肿瘤负荷较大和 Ki-67 指数较高的神经内分泌瘤首选推荐，化疗药物主要为烷化剂（替莫唑胺）联合氟尿嘧啶类药物。分化差的 NEC 恶性程度高，化疗主要以依托泊苷联合卡铂或顺铂方案治疗，也可选择伊立替康、奥沙利铂、卡培他滨等化疗药物。

评价药物疗效的指标有很多，主要包括患者临床症状的改善情况、肿瘤标志物、影像学改变等。一般情况下，每治疗 2 ～ 3 个周期需要进行疗效评价，综合分析临床情况及检查结果变化判定治疗效果，影像学检查常用方法为可重复性较好的 X 线检查、CT、MRI，但 B 超一般不作为疗效评价的主要检查手段。

3. 神经内分泌肿瘤的化疗有哪些方面的不良反应？

化疗药物可以使增殖和更新较快的细胞损伤达到抑制肿瘤作用，人体正常组织细胞也存在更新增殖较快的组织细胞。因此，化疗中在杀灭肿瘤细胞的过程中，也会影响部分人体正常细胞。不同药物在体内的分布和代谢途径使不同药物的不良反应表现各异，不同部位的正常细胞损害程度不同，因此，不同类型的化疗药物导致的毒副作用特点不同。化学治疗不良反应的发生、发展具有一定的规律性，多为可防、可控的。常见的不良反应包括恶心呕吐、脱发、骨髓抑制、肝肾毒性、心脏毒性、腹泻、口腔炎、过敏、皮肤色素沉着等，还有一些罕见的不良反应，包括肺间质纤维化、特殊病原体的感染等。治疗过程中如果出现不良反应，应及时就医以及时干预治疗。

4. 神经内分泌肿瘤可以进行免疫治疗吗？

研究显示，免疫抑制可以在小部分 NEN 的致病和治疗中产生作用。程序性死亡受体 –1（programmed death–1，PD–1）蛋白及其配体在部分低分化的 NEN 中表达较高；极少数微卫星不稳定性和高突变负荷在低分化 NEN 表达较高，其表达率可预测免疫治疗疗效。皮肤

Merkel 细胞瘤、大细胞肺癌、卵巢神经内分泌癌和其他包括胃肠胰神经内分泌癌显示一定的疗效。阿维鲁单抗在皮肤 Merkel 细胞瘤在欧洲已获批治疗适应证。肺大细胞神经内分泌癌（large cell neuroendocrine carcinoma，LCNEC）、宫颈 NEC 中也有个案报道。免疫治疗肺类癌、胃肠胰 NEN 的疗效有待进一步验证。未来研究重点是筛选免疫治疗敏感人群和免疫治疗联合其他机制药物解除免疫耐药等，目前均处于研究探索中。

5. 中药对神经内分泌肿瘤有效吗？

中医是我国传统医学，临床上常有患者咨询能否服用中药进行抗肿瘤治疗。中医辨证论治可以调节身体失衡，中医对肿瘤的治疗通过人体整体的调理进行作用，直接抗肿瘤能力较弱。中药可适当提高或者维持人体的状态，维持患者的生活质量。需要特别强调的是，中药治疗仅限于配合现代医学改善体质、促进恢复等，中医中药配合现代医学治疗要经过肿瘤科医师和中医科医师的充分沟通，注意药物毒性叠加所致不良反应的发生。中药治疗也有不良反应，用药期间需要密切监测肝肾功能和心脏功能，警惕肝肾功能损伤。

6. 如何控制神经内分泌肿瘤患者化疗的不良反应？

神经内分泌肿瘤常用化疗方案均为相对成熟化疗药物的联合应用，耐受性相对较好，不良反应基本在可控范围内。患者在院外出现不同程度的不良反应，再次就诊或入院治疗时一定要向主管医生反馈，以便及时处理和方案调整。如果在少数神经内分泌肿瘤患者进行化疗期间，不良反应程度较重且持续无缓解，应当尽快去就近医院就诊。下文介绍一些常见化疗药物不良反应的预防和处理。

（1）恶心呕吐

恶心呕吐症状与化疗药物直接刺激胃黏膜、刺激呕吐中枢和心理因素等有关，其反应有急性、迟发性两类。止吐药物的选择多样，医师会根据化疗药物的致吐程度和类型选用适当药物给予治疗前、治疗后的预防和止吐治疗。除药物治疗外，一些辅助手段也可以减轻症状，如闻、饮、食用有味道的饮料或水果，做一些喜欢的事情分散注意力。注意侧卧位呕吐的发生，避免呕吐物进入气管引起呛咳、误吸。

（2）骨髓抑制

多数轻度骨髓抑制无须药物干预可自行恢复。较严重的骨髓抑制应及时就医，医师会根据骨髓抑制的程度给予升白细胞、升血小板、输血治疗，同时要有预防感染、出血的措施。如白细胞减少者感染风险高，应戴好口罩，减少外出，保持房间通风等；血小板计数下降者易出血，应注意软食，保持大便通畅，减慢活动，避免磕碰，观察皮肤有无出血点等。

（3）腹泻

腹泻分为急性腹泻和迟发性腹泻两类。如出现腹泻，建议就医进行止泻治疗。部分致泄性较强的药物（如伊立替康），医师会预先告知患者止泻方案。

（4）口腔黏膜炎

口腔黏膜炎主要以预防和对症治疗为主。预防和治疗用温和漱口水（如生理盐水、2%～5%碳酸氢钠、野蒲公英水等）漱口，6次以上不设上限。摄取充足水分，保持口腔黏膜湿润清洁，避免感染。局部止痛可选用0.5%～1.0%的利多卡因溶液含漱。避免进食粗糙、尖锐、辛辣、酸性、过冷、过热、刺激性等食物。

（5）肝毒性

肝功能异常者需要进行保肝治疗，可口服或者静脉输注保肝药物。肝炎病毒携带者需要就诊肝病科，必要时同时服用抗病毒药物。

（6）肾毒性

化疗出现血清肌酐升高，可予水化、利尿、碱化尿液等对症治疗，根据肾功能情况决定是否减量或更换化疗方案。

7. 什么样的神经内分泌肿瘤患者应当参加临床试验？

肿瘤治疗的进步得益于新药物和新方法的探索。临床试验是在伦理委员会严格审查监督指导下，以保证患者利益和风险为前提，对一些可能有更好治疗前景的治疗药物、方法进行验证的过程。

参加临床试验的患者是有特定限制的人群。首先，标准治疗失败或无法耐受标准治疗后肿瘤进展、后续无标准有效治疗方案的患者，即当下无药可用者；其次，临床试验研究药物与现有标准治疗进行比较，前期研究有一定数据证实有比当前标准治疗更好可能的研究；最后，经济情况有限、肿瘤治疗医保用药非常有限的患者，临床试验可以帮助患者有机会免费使用新的药物。但入组临床试验必须符合临床研究方案严格的入组条件，参加临床研究的患者会得到专业的医护人员密切关心和随诊。

8. 参加神经内分泌肿瘤的临床试验有风险吗？

根据我国相关法规规定，临床前已完成动物实验、毒性实验等环节，药物已有临床前研究疗效和安全性保障，获得国家药检部门审批后方可开展临床试验。在开展临床研究前，必须经过医院的伦理委员会严格审查通过，而伦理委员会由医师和非医疗人士组成，其目的就是最大限度地保证患者的利益，负责、参与临床研究的医护人员也要经过严格的筛选。

每一项临床试验的研究方案对选择人群有严格的设定，治疗用药方法、合并用药、不良反应的处理和治疗后随访均有设定和要求。临床研究一般分为Ⅰ期、Ⅱ期、Ⅲ期和Ⅳ期。参加临床试验前需要获得受试者的知情同意，患者完全自愿地决定是否签署知情同意书，也有权利随时退出研究。

任何治疗都可能出现无效的情况而导致病情进一步发展。即使不参加临床研究，治疗风险也是存在的。但在参与临床试验的过程中，研究者会更加细致、严格地检查监测药物毒性，以保证受试者的安全，任何与治疗有关的不良反应都会被充分记录和及时处理。总之，在参加临床试验过程中，患者的权益会得到充分的保障。

9. 神经内分泌肿瘤患者靶向药物治疗和化疗药物如何选择？

神经内分泌肿瘤中内科药物治疗包括传统的 SSA、化疗和靶向治疗。靶向治疗有 mTOR 抑制剂依维莫司和多靶点酪氨酸激酶抑制剂舒尼替尼和索凡替尼，这两类药物在 G_1/G_2 级 NET 患者的相关研究疗效显著，可延长患者的无进展生存时间。研究显示，以替莫唑胺为基础的联合方案在胰腺神经内分泌肿瘤（pancreatic neuroendocrine tumor，pNET）中的疗效是肯定的，肿瘤部分缓解率为 35% ～ 70%。但非胰腺神经内分泌肿瘤化疗反应率低于 pNET 疗效。非胰腺神经内分泌肿瘤相关研究数据有限，有待进一步研究。

NET 首选治疗的顺序无特定标准，决定治疗主要以肿瘤特点（分级、Ki-67 指数、肿瘤负荷、肿瘤进展速度和肿瘤原发部位），患者一般状态和两种治疗手段的不同特点选择治疗方案。在临床症状明显、肿瘤负荷较大、分级较高、Ki-67 指数较高、侵袭性较强、肿瘤生长速度快的患者一般首选化疗，反之则选择靶向治疗。

10. 神经内分泌肿瘤患者根治性术后，辅助治疗如何选择？

神经内分泌肿瘤患者行根治性手术治疗后，需要评估高危复发风险因素，包括肿瘤原发部位、大小、侵犯深度、病理分级、淋巴结转移、神经侵犯、脉管瘤栓和Ki-67指数等，综合上述因素判定术后是否行辅助治疗。

有研究数据显示，中低级别神经内分泌肿瘤患者根治手术后的辅助治疗，尤其pNET术后伴高危因素者，生长抑素类似物辅助治疗可显著降低复发率，未来还有待前瞻性临床研究结果支持。存在高危因素患者术后建议SSA辅助治疗。分化差、恶性程度高的神经内分泌癌患者，虽然外科根治术的机会比较有限，但对于少部分外科根治性手术切除后的患者，欧洲神经内分泌肿瘤学会（European Neuroendocrine Tumour Society，ENETS）指南推荐术后辅助放化疗，即辅助化疗方案以EP或IP方案为主，联合放射治疗。

11. 替吉奥、替莫唑胺在神经内分泌肿瘤治疗中的价值是什么？

对NEN患者，主要推荐替莫唑胺为基础的单药或联合方案，在胰腺神经内分泌肿瘤有多项前瞻性或回顾性研究结果显示，替莫唑胺联合氟尿嘧啶类药物或抗血管生成类药物的疗效显著，其中替莫唑胺联合卡培他滨的方案（CAPTEM）效果更佳。研究显示，替吉奥（S-1）在亚洲人群胃肠道毒性反应和心脏毒性低，抗肿瘤效果和耐受性更佳。替莫唑胺联合替吉奥的方案（STEM）临床探索结果疗效肯定，耐受性良好，小样本研究显示在 pNET 和非胰腺神经内分泌肿瘤中，疗效均与 CAPTEM 相当。另外，两种药物均为口服用药，方便门诊治疗，不良反应少，患者依从性好，已成为进展快、肿瘤负荷大、Ki–67 指数高的 NET 患者治疗方案的选择之一。

12. 替吉奥、替莫唑胺方案中，为什么要先口服替吉奥，而后续再加入替莫唑胺？

化疗方案药物应用的顺序是根据抗肿瘤药物的作用机制和细胞增殖动力学原理设计确定。联合用药不仅会增加疗效，也会因药物之间的相互作用或抗肿瘤药物作用周期特异性对其疗效和毒性产生影响，所以正确的给药顺序显得尤为重要。

替莫唑胺联合替吉奥的化疗方案就是如此，此方案的疗效对时间和给药顺序都有一定的依赖性，需要按照替吉奥在先、替莫唑胺在后，序贯口服给药的方式，这样获得的疗效更佳。O6–甲基鸟嘌呤–DNA–甲基转移酶（MGMT）是一种 DNA 修复酶，其表达受启动子甲基化控制。多项研究显示，MGMT 的表达水平与替莫唑胺的疗效呈负相关性，MGMT 高表达者应用替莫唑胺疗效不佳。有研究显示，经氟尿嘧啶类药物治疗后，所有细胞系 MGMT 蛋白和 mRNA 表达均减少。MGMT 表达水平的减低不仅提高了氟尿嘧啶类药物治疗的治疗敏感性，同时也提高了替莫唑胺的治疗敏感性。替吉奥联合替莫唑胺方案推荐用法为口服替吉奥后再联用替莫唑胺。

13. 神经内分泌肿瘤的卡培他滨 + 替莫唑胺和替吉奥 + 替莫唑胺，这两种方案如何选择？

神经内分泌肿瘤的化疗常用方案有 CAPTEM 和 STEM 两种，有数据表明，这两种方案的疗效相当，两种方案的差别是卡培他滨和替吉奥这两种氟尿嘧啶类化疗药的选择。两种药物选择需考虑药物作用机制、不良反应、药物相互作用、价格等。

卡培他滨在经过肠道吸收后经体内多种肝酶作用转化，最终在 TP 酶的作用下转化为 5-FU，TP 酶在肿瘤细胞的含量高于正常组织，转化为 5-FU 的浓度在肿瘤细胞内高于健康组织。替吉奥（S-1）是替加氟（FT）、吉美嘧啶（CDHP）和奥替拉西钾（OXO）3 种成分组成的复方制剂，CDHP 通过抑制二氢嘧啶脱氢酶（DPD）：①使 FT 转化为 5-FU，有助于长时间保持高浓度循环，保持肿瘤细胞中 5-FU 的浓度，提高抗肿瘤活性；②阻断和减少 5-FU 非活性代谢产物产生，减少心脏毒性等毒性反应。OXO 能够阻止 5-FU 的磷酸化，OXO 在肠道浓度较高，可以减少肠道毒副反应的发生。CDHP 和 OXO 本身没有抗肿瘤活性，它们是 FU 的调节剂，在 FU 代谢的不同阶段发挥作用。亚裔人群肝酶分布高于高加索人种，替吉奥更适合亚裔人群应用。常见的不良反应方面，卡培他滨有手足综合征、胃肠道反应、腹泻、疲劳和脱发（少数人）等；S–1 有骨髓抑制、贫血、食欲减少、乏力、胆红素升高等。S–1 的心脏毒性报道极为少见，卡培他滨心脏毒性发生率与 5–FU 相当，为 1.2% ～ 18.0%。

选择药物时需要综合判断患者的一般情况、基础疾病和经济能力，综合考虑决定治疗药物选择。

14. 使用替吉奥＋替莫唑胺方案的患者，有些患者会皮肤变黑，停止化疗可以恢复吗？

皮肤色素沉着是常见的化疗不良反应。根据色素沉着的部位和程度，可以分为轻度、局限的皮肤色素沉着和明显、广泛的弥漫性色素沉着。在替吉奥联合替莫唑胺的化疗方案中，引起皮肤色素沉着的最主要药物是替吉奥，可能引起口腔黏膜、指（趾）甲的色素沉着，以及广泛的皮肤色素沉着；而替莫唑胺也能引起局部的色素沉着。

皮肤色素沉着虽然不痒不痛，没有躯体不适感，但影响美观。色素沉着一般在停用化疗药物 2 ～ 3 个月逐渐消退。

日常生活中多饮水，多食用含维生素 C、维生素 E 的蔬果，保持皮肤清洁，涂抹保湿霜。另外，还可以通过戴遮阳帽遮挡紫外线、涂抹防晒用品、避免皮肤阳光直晒来缓解皮肤色素沉着状况。

15. 化疗期间如何自我监测和自我管理？

神经内分泌肿瘤的化疗是长期治疗的过程。化疗中的神经内分泌肿瘤患者需要注意的事项包括情绪、饮食起居、化疗药物和辅助用药的配合和监测等。在治疗中要遵医嘱，定期复查血液学检查和心肺功能，监测化疗期间的不良反应和初步评估肿瘤情况。神经内分泌肿瘤化疗期间的监测与多数肿瘤类似，但也具有其特点，需要在专业医师的指导下进行。

在化疗期间，除了化验检查，患者也需要密切关注自身状况和变化，如果出现如恶心呕吐、胸闷、气短、心悸、乏力等不适情况需及时就医，医师会根据相关症状给予检查和治疗。

另外，化疗期间要保持良好的心态，保持健康的生活方式，清淡饮食，保持良好的医患沟通，以积极乐观的心态面对治疗。

（依荷芭丽·迟，刘铮）

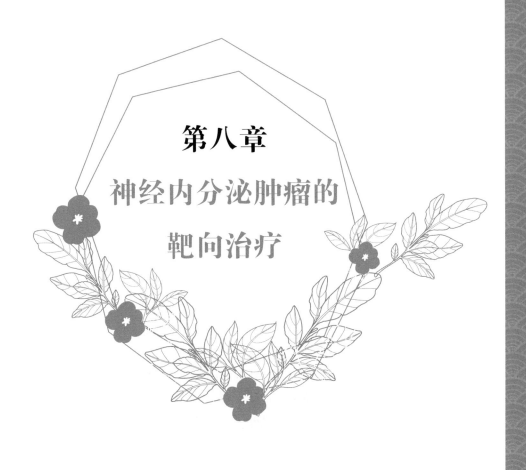

第八章

神经内分泌肿瘤的

靶向治疗

1. 什么是神经内分泌肿瘤的靶向治疗？常见的靶向治疗药物有哪些？

靶向治疗是药物治疗的一种，靶向药物可以选择性抑制肿瘤细胞或肿瘤微环境中富集参与肿瘤细胞增殖、迁移的重要信号传导通路一个或多个特定异常靶点，抑制肿瘤增殖、转移，最终达到肿瘤细胞死亡的作用。

神经内分泌肿瘤靶向治疗有小分子抗血管生成药物（TKI）、单靶点抗血管生成药物和 mTOR 抑制剂。TKI 类药物主要包括舒尼替尼、索凡替尼等，索凡替尼在中国胰腺和非胰腺神经内分泌肿瘤治疗获批治疗适应证。单靶点抗血管生成药物贝伐珠单抗（Bevacizumab）联合化疗等。依维莫司是神经内分泌肿瘤治疗有循证医学证据的 mTOR 抑制剂，已在胰腺、肺、胃肠神经内分泌肿瘤获批治疗适应证。

2. 哪些神经内分泌肿瘤患者适合做靶向治疗？

美国 SEER 数据库报告，27.4% 的神经内分泌肿瘤患者在诊断时即发生了远处转移，20% 伴有局部浸润。无法手术治疗的局部进展期或远处转移的神经内分泌肿瘤治疗选择主要根据原发肿瘤部位、肿瘤负荷、病理分级和 Ki–67 指数等因素，以及临床研究结果的循证医学证据综合考虑决定。

目前已经被批准用于神经内分泌肿瘤的靶向药物治疗药物有：① mTOR 抑制剂依维莫司。在胰腺神经内分泌肿瘤的研究结果显示，依维莫司较安慰剂显著延长患者中位无进展生存期（progress free survival，PFS）；在非功能性肺和胃肠神经内分泌肿瘤开展的 RADIANT–4 研究进一步证明依维莫司较安慰剂显著延长患者中位 PFS。② TKI 类药物。在分化良好 pNET 中，舒尼替尼组对比安慰剂组显著延长中位 PFS；索凡替尼在进展期胰腺 NET 患者（SANET–p）和非胰腺 NET 患者（SANET–ep）的两项研究结果表明，索凡替尼在 pNET 和 epNET 均有显著疗效。

依据以上临床研究，目前已经被批准用于神经内分泌肿瘤的靶向药物主要是依维莫司和舒尼替尼，依维莫司针对的患者主要是高 – 中分化或分化良好的胰腺和肺、胃肠神经内分泌肿瘤患者，即 G_1 和 G_2 的患者或者类癌、不典型类癌的患者；舒尼替尼仅限于高 – 中分化胰腺神经内分泌肿瘤的治疗。索凡替尼已被批准上市，用于胰腺和非胰腺（胃肠、肺等部位）神经内分泌肿瘤的靶向治疗，是肺和胃肠胰神经内分泌肿瘤治疗的新选择。

3. 对于神经内分泌肿瘤，靶向治疗的疗效如何？

目前已经被证实用于神经内分泌肿瘤治疗有效的单药靶向药物有：依维莫司、舒尼替尼、索凡替尼和贝伐珠单抗等。

一项多中心、双盲、随机对照试验中，舒尼替尼对比安慰剂治疗进展期高分化 pNET 的临床研究，显示舒尼替尼较安慰剂显著延长患者的中位 PFS。2011 年，舒尼替尼被美国食品药品监督管理局批准用于局部晚期或转移性 pNET 的治疗。RADIANT–3 研究证实了依维莫司在进展期 pNET 患者中较安慰剂显著延长患者的中位 PFS。另一项在进展期分化良好的非功能性肺或胃肠神经内分泌肿瘤患者中进行的多中心、随机、双盲、安慰剂对照的 III 期临床研究 RADIANT–4，主要研究终点依维莫司组中位 PFS 显著延长。这两项研究奠定了依维莫司在胰腺和非胰腺神经内分泌肿瘤治疗中的地位。

索凡替尼治疗分化良好的胰腺和非胰腺神经内分泌肿瘤的两项大型随机、双盲、对比的 III 期临床研究，显示索凡替尼在胃肠胰神经内分泌肿瘤和肺类癌中显著延长患者的中位 PFS，这两项研究显示了索凡替尼作为第一个小分子 TKI 类药物，在 G_1/G_2 级胰腺和非胰腺神经内分泌肿瘤治疗中的地位。

4. 怎样选择神经内分泌肿瘤患者的靶向治疗药物依维莫司和舒尼替尼的顺序？

近年来新兴的靶向药物让神经内分泌肿瘤内科治疗有了更多的选择，主要包括小分子 TKI、贝伐珠单抗、

mTOR 抑制剂等，常有患者对靶向药物舒尼替尼和依维莫司在治疗顺序应该如何选择感到疑惑。

目前的回顾性研究初步结论显示，无论一线使用依维莫司还是舒尼替尼，二线序贯使用舒尼替尼或依维莫司，两组患者的中位 PFS 和总生存期（overall survival，OS）均无显著差异。因此，回答这一问题需进一步的更大规模的前瞻性研究验证。在临床应用中需综合适应证、治疗不良反应和治疗费用等多种因素，综合考虑选择依维莫司或抗血管生成药物作为一线治疗选择。

5. 神经内分泌肿瘤的患者在进行抗肿瘤治疗中（化疗、靶向治疗）时，为什么不建议进行拔牙等微小手术？

无论是化疗药物，还是靶向药物治疗，都存在一定的不良反应。化疗药物常见消化系统的不良反应主要有恶心、呕吐、口腔黏膜炎、腹泻等；血液系统的白细胞、红细胞和血小板减少；皮肤系统的皮疹、甲沟炎等。靶向治疗尤其是抗血管生成靶向药物，进行拔牙等微小手术可能会引起局部的感染、出血等，当患者在进行抗肿瘤治疗时，会降低人体的免疫能力，白细胞、红细胞、血小板计数等会降低，可能会出现黏膜炎，易合并感染、加重黏膜炎，甚至增加出血等的风险，严重时可能会导致菌血症、败血症等严重不良反应。

因此，肿瘤患者在进行抗肿瘤治疗中，尽量避免进行拔牙等微小手术，如若一定要进行，需肿瘤专科医师和手术医师共同衡量利弊，以及对肿瘤的影响后决定。

6. 依维莫司常见的不良反应有哪些？如何预防或减少不良反应的发生？

雷帕霉素是一种丝氨酸／苏氨酸激酶，广泛存在于细胞内。mTOR 通路能够影响下游靶点，如胰岛素样生长因子受体、血管内皮生长因子受体和表皮生长因子受体等，mTOR 抑制剂可以抑制此通路的活性，从而达到抗肿瘤作用，其代表药物为依维莫司。

依维莫司既往研究报道普遍应用于肾细胞癌，HR+/HER2– 的乳腺癌患者，以及结节硬化症。近年来，RADIANT–3 研究和 RADIANT–4 两项研究结果的公布，证实了依维莫司在进展期胰腺神经内分泌肿瘤和非功能性肺或胃肠神经内分泌肿瘤患者治疗中的地位。依维莫司常见的不良反应主要在皮肤黏膜、胃肠系统、呼吸系统、内分泌系统等。

口腔黏膜炎是依维莫司常见的不良反应之一，表现为口腔黏膜破溃、疼痛，严重时影响进食，需停药处理。口腔黏膜炎的预防方法有：①服用依维莫司时尽量避免药物和口腔黏膜接触；②勤漱口，注意口腔卫生，可选择生理盐水、2% ～ 5% 碳酸氢钠、野蒲公英水等漱口；③对于严重的口腔黏膜炎，需停药处理，待口腔黏膜炎好转后根据病情严重程度，决定后续治疗是否需要减量。

需要积极处理依维莫司所致的腹泻，特别是注意并发感染性腹泻的风险，以及腹泻引起脱水、电解质紊乱的风险，少部分难以耐受胃肠道反应的患者需要停药，待症状好转后再继续治疗。

依维莫司致呼吸系统的常见不良反应有咳嗽、呼吸困难、间质性肺疾病。依维莫司相关间质性肺疾病（interstitial lung disease，ILD）的治疗原则：一是无症状的 I 级患者可以继续依维莫司的治疗；二是有症状严重的（II 级或 III 级）停用依维莫司治疗，待患者症状好转或恢复后可以继续使用依维莫司；三是症状相当严重的（IV 级），应永久停用依维莫司。依维莫司所致的 ILD 是可逆的，糖皮质激素是首选治疗，推荐早期应用，并且在 ILD 症状改善后可以恢复依维莫司。

依维莫司致皮肤及其附件常见的不良反应表现为皮疹、甲沟炎；代谢和营养障碍方面表现为厌食、血糖升高、血脂升高、头晕、失眠、白细胞减少、血小板减少、血红蛋白减少、发热、水肿、乏力等不良反应，多数较为轻微，主要为 1 ～ 2 级不良反应，通过减少药物剂量、停止用药或在某些情况下进行相应的支持治疗可对其进行有效管理。

7. 舒尼替尼常见的不良反应有哪些?

舒尼替尼是一种口服的小分子药物，能够抑制血管内皮细胞生长因子受体（vascular endothelial growth factor-receptor，VEGF-R）2、VEGF-R3、VEGF-R1 和血小板衍生生长因子、KIT、FLT-3 和 RET 酪氨酸激酶活性，通过特异性阻断这些信号传导途径达到抗肿瘤效应。舒尼替尼治疗相关的最常见的不良反应有：全身反应（如乏力和虚弱），胃肠道反应（如恶心、消化不良、腹泻和口腔黏膜炎），血液学反应（中性粒细胞减少、血小板减少）和皮肤反应（如皮炎、皮肤脱色和毛发褪色）。

舒尼替尼所致的药物不良反应（表 8-1）都是发生在用药过程中，最早在用药第 4 天，最慢发生在连续用药的第 27 个月。其中，在用药第 8 ～ 14 天和第 22 ～ 28 天的时间段，药物不良反应发生率最高（22.27%，22.73%）。累及器官、系统以内分泌系统最常见（25.76%），主要临床表现为甲状腺功能减退；其次为皮肤及其附件（21.21%）和血液淋巴系统（16.67%），主要表现为手足综合征和血小板减少症（以 4 度骨髓抑制为主）。

表 8-1　药物不良反应累及系统、器官及临床表现

累及器官、系统	例数	构成比，%	临床表现（例）
内分泌系统	17	25.76	甲状腺功能减退（16）、破坏性甲状腺炎（1）
皮肤及其附件	14	21.21	手足综合征（7）、Stevens–Johnson综合征（1）、紫癜性皮疹（1）*、坏疽性脓皮病（1）、皮肤褪色（1）、阴囊红斑（1）*、指甲黄色素沉着（1）*、脂溢性皮炎（1）*
血液和淋巴系统	11	16.67	血小板减少（5）、血栓性血小板减少性紫癜（2）、溶血性贫血（1）*、假性卟啉症（1）*，等
神经系统	9	13.64	高血氨引起的肝性脑病（4）*、可逆性后部白质脑病综合征（3）、黏液水肿性昏迷（2）
心脏器官	3	4.55	心力衰竭（2）、心脏增大（1）
肾脏和泌尿系统	3	4.55	肾病综合征（3）
肝胆系统	2	3.03	急性胆囊炎（2）*
胃肠系统	2	3.03	食管炎（2）
呼吸系统、胸及纵隔	2	3.03	肺空洞继发肺炎（1）*、肺水肿（1）、胸水（1）*
代谢类	1	1.52	低血糖（1）
耳及迷路类	1	1.52	听觉失常（1）*
各种肌肉、骨骼及结缔组织	1	1.52	坏死性筋膜炎（1）
合计	66	100（约）	—

注：* 为说明书为提及的新的药物不良反应。

8. 如何预防或减少舒尼替尼治疗时不良反应的发生？

舒尼替尼引起不良反应的转归及处理（表8-2）：①舒尼替尼可以抑制碘的摄取、导致破坏性甲状腺炎，由于舒尼替尼本身抗VEGF-R的作用使甲状腺血流量降低，从而破坏甲状腺的功能，大部分患者补充甲状腺素即可改善症状。②舒尼替尼对皮肤及附件的损害，主要表现为手足综合征，多数患者停药后迅速缓解；一般对症处理的药物包括激素、尿素软膏、润肤剂等。③舒尼替尼累及血液和淋巴系统的主要临床表现为血小板减少和贫血，对于严重（3级）不良反应，短暂停药，给予皮下注射重组人血小板生成素治疗，并口服中成药升血治疗，绝大多数患者的血小板计数逐渐恢复。④对于舒尼替尼药物的不良反应中累及神经系统的，如可逆性后部白质脑病综合征，经过停药和抗惊厥治疗后均好转。⑤对于舒尼替尼累及心脏的不良反应，一般应慎重，尤其对于既往有基础性心脏病的患者，对其心电图及左心室射血分数进行基线评估，定期监测。⑥累及肾脏和泌尿系统的药物不良反应主要表现为蛋白尿，进一步发展会导致肾病综合征，早期可以口服百令胶囊、金水宝胶囊，严重者需激素、透析、利尿等处理。⑦舒尼替尼可引起胆囊炎、胆囊局部缺血、坏死，损害胆囊功能；另外，舒尼替尼可引起血脂代谢异常，从而造成肝脏胆汁中胆固醇及胆盐比例失调，使胆固醇沉淀析出，造成梗阻。

表 8-2　舒尼普尼引起药物不良反应的转归及处理

结局转归	例数，构成比，（%）	临床表现（例）	对症处理
自然好转	14，21.21	血小板减少症（3）、手足综合征（2）、紫癜性皮疹（1）、肺水肿、胸腔积液（1）、食管炎（1）、阴囊红斑（1）、黏液水肿性昏迷（1）、指甲黄色素沉着（1）、脂溢性皮炎（1）、低血糖（1）、听觉失常（1）	停药
对症处理好转	27，40.91	甲状腺功能减退（8）	左甲状腺素钠
		高血氨引起的肝性脑病（4）	灌肠剂、乳果糖、左亚叶酸钙
		手足综合征（2）	局部激素
		可逆性后部白质脑病综合征（3）	抗惊厥
		血小板减少症（2）	促血小板生成素
		血栓性血小板减少性紫微（2）	血浆置换
		心力衰竭（2）	卡维地洛、赖诺普利
		Stevens–Johnson 综合征（1）	抗组胺、局部激素
		皮肤褪色（1）	莫米松软膏
		黏液水肿性昏迷（1）	激素
		食管炎（1）	泮托拉唑

（续表）

结局转归	例数，构成比，（%）	临床表现（例）	对症处理
严重延长病程/后遗症	17，25.76	手足综合征（2）	局部激素、尿素、左甲状腺素钠
		甲状腺功能减退（4）	
		肾病综合征（3）	激素、利尿、透析、补充蛋白
		血栓性微血管病（2）	输血
		急性胆囊炎（2）	胆囊切除术、抗感染治疗
		坏疽性脓皮病（1）	碘化甘油
		假性卟啉症（1）	胡萝卜素、绿茶提取物
		破坏性甲状腺炎（1）	左甲状腺素钠
		坏死性筋膜炎（1）	哌拉西林钠他唑巴坦钠、克林霉素、万古霉素
死亡	8，12.12	甲状腺功能减退（4）	左甲状腺素钠
		心脏增大（1）	美托洛尔、利尿药
		溶血性贫血（1）	抗感染药物、血浆置换
		肺空洞继发肺炎（1）	抗感染药物
		手足综合征（1）	磺胺嘧啶银、激素
合计	66，100	–	–

综上所述，舒尼替尼的不良反应可累计全身多个器官、系统，且不乏严重的致死性的药物不良反应，临床用药过程中应加强监测，及早发现不良反应、及时处理或停药，以保障患者安全。

9. 舒尼替尼和索凡替尼在神经内分泌肿瘤患者中如何选择？各自有什么优势和劣势？

索凡替尼治疗晚期 G_1/G_2 神经内分泌肿瘤的 I b/ II 期临床研究（SANET–1）结果显示，无论胰腺和非胰腺索凡替尼均显示较好的客观缓解率（objective response rate，ORR）、疾病控制率（disease control rate，DCR）和 PFS，不良反应可控，为后续研究奠定了良好的基础。2020 年《柳叶刀》发表了两项索凡替尼治疗分化良好的非胰腺和胰腺神经内分泌肿瘤的 III 期临床研究（SANET–ep 和 SANET–p）。索凡替尼在非胰腺神经内分泌肿瘤的 SANET–ep 研究中，治疗 G_1 或 G_2 NET 患者 273 例，研究者评估的中位 PFS 为索凡替尼组 9.3 个月 *vs.* 安慰剂组 3.8 个月（ $P < 0.0001$ ），ORR 为 10.3% *vs.* 0；DCR 为 86.5% *vs.* 65.6%。该研究开辟了索凡替尼作为第一个小分子 TKI 类药物在 G_1/G_2 非胰腺神经内分泌肿瘤治疗的地位。索凡替尼在胰腺神经内分泌肿瘤的 SANET–p 随机、双盲、安慰剂对照的 III 期临床研究结果，显示索凡替尼较安慰剂

组中位 PFS 分别为 10.9 个月 *vs.* 3.7 个月（*P*=0.011）；ORR，舒尼替尼组更高（19% *vs.* 2%）；DCR，81% *vs.* 66%。该研究达到主要研究终点——显著延长 PFS，高 ORR 更是成为该研究的亮点。

舒尼替尼仅在胰腺神经内分泌肿瘤中进行了随机、双盲、安慰剂对照 III 期 RCT 临床研究，纳入进展晚期或局部晚期的 pNET 患者，中位 PFS：舒尼替尼组 11.4 个月 *vs.* 安慰剂组 5.5 个月（*P* < 0.001）；中位 OS，舒尼替尼组 38.6 个月 *vs.* 安慰剂组 29.1 个月（*P*=0.094）。

综上所述，索凡替尼在胰腺神经内分泌肿瘤中显示显著的抗肿瘤活性，在非胰腺神经内分泌肿瘤治疗中也同样显示显著疗效。舒尼替尼仅在胰腺神经内分泌肿瘤获得循证医学证据。因此，索凡替尼较舒尼替尼有更广的临床适应证。目前尚无索凡替尼和舒尼替尼治疗胰腺神经内分泌肿瘤的 RCT 研究，无法确定二者的在胰腺神经内分泌肿瘤上的疗效和不良反应差异。在晚期或不可切除的胰腺神经内分泌肿瘤 G_1/G_2 的患者，可以综合考虑选择舒尼替尼或索凡替尼。对于非胰腺的神经内分泌肿瘤 G_1/G_2 患者，首选考虑索凡替尼治疗。

10. 靶向治疗药物应用中需要注意的问题有哪些？

应用靶向治疗药物，首先要根据循证医学证据，要考虑肿瘤原发部位、病理分级、肿瘤进展速度和肿瘤负荷等肿瘤自身因素；其次要考虑不同靶向药物的相关不良反应与患者基础疾病是否存在需要注意和预防的问题。例如，mTOR抑制剂可能导致血糖增高，血糖控制不佳的糖尿病患者需要谨慎使用；抗血管生成靶向药物有血栓或出血的不良反应，在新生血栓患者禁忌等。另外，一些食物会降低靶向药物的疗效，如在应用抗血管生成药物时一般不建议食用西柚和杨桃类水果，同时建议患者密切监测血压，定期复查心电图、血常规、尿常规、生化和甲状腺功能。在除上述监测之外，应用mTOR抑制剂还需密切监测患者血糖和间质性肺炎情况。

总之，不同的靶向药物的适应证和不良反应不同，需要专业的医护团队进行专业指导和密切随诊，指导治疗顺利、安全进行。

11. 靶向治疗与化学治疗相比不良反应更轻吗？

化疗药物的不良反应，主要是对人体更新较快组织（如胃肠道、骨髓和毛发等）的毒性和如心脏、肺、肾、生殖系统和神经系统的毒性，如对消化系统的毒性，常见的是恶心、呕吐、口腔黏膜炎、腹泻等；骨髓抑制主要表现在白细胞、红细胞和血小板的减少；肺毒性、心脏毒性、神经毒性、皮肤毒性、脱发、肾毒性和膀胱毒性、肝脏毒性、过敏反应、血栓性静脉炎及一些远期毒性，如致畸、不育，以及第二肿瘤的发生。

分子靶向药物的毒性和表现方式也不尽相同，但仍需要给予高度重视。EGFR 酪氨酸激酶抑制剂、mTOR 抑制剂等都有出现间质性肺炎的报道；其他的不良反应也不容忽视，如高血压、静脉血栓、心脑血管病变、心脏电生理改变和电解质紊乱；抗血管生成类药物可以导致心肌缺血、高血压、蛋白尿和肾功能不全；酪氨酸激酶抑制剂引起特征性痤疮样皮疹，抗 CD20 单克隆抗体抑制免疫系统功能导致乙肝病毒激活等。

靶向药物的不断更新与发展为肿瘤的治疗带来了新的希望。与传统的细胞毒药物相比，不良反应存在差别，不同机制靶向药物的不良反应存在较大差异。靶向药物治疗肿瘤的历史不长，尚未发现其潜在的、长期的毒性，有待进一步总结。

（依荷芭丽·迟，刘维丽）

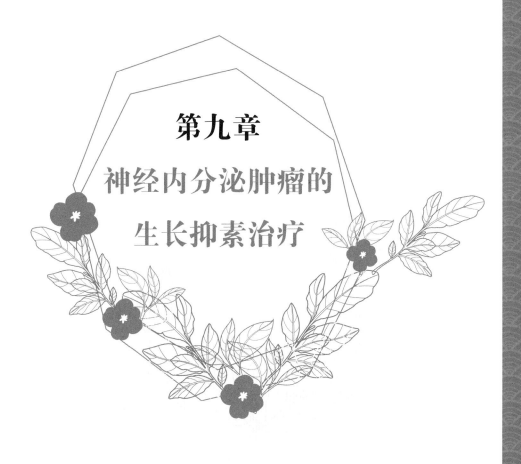

第九章

神经内分泌肿瘤的
生长抑素治疗

1. 什么是神经内分泌肿瘤的生长抑素类似物治疗？生长抑素类似物治疗药物有哪些？

生长抑素是自然存在于哺乳动物体内，作用比较广泛的一种神经激素，其主要作用是抑制垂体生长激素的基础分泌，抑制腺垂体对多种刺激所引起的垂体生长激素分泌反应，包括运动、进餐、应激、低血糖等。生长抑素还可抑制调节卵巢、肾上腺、甲状腺相关激素的分泌。

约 80% 的胃肠胰 NET 细胞膜生长抑素受体高表达，是 SSA 治疗的分子基础，其中 20% 的 NET 患者（主要为以中肠为原发部位）伴发类癌综合征，最常见的临床表现包括腹泻和面部潮红，主要由血清素、组胺或缓激肽的过度分泌导致。SSA 通过竞争性与 NET 细胞表面的 SSTR 结合，阻断下游信号传导，抑制激素分泌，阻断肿瘤增殖和迁移，达到抑制激素过度分泌所致类癌综合征和抑制肿瘤细胞增殖等作用。最初 SSA 治疗主要用于控制类癌综合征。多项 Ⅱ 期研究显示，10% ～ 20% 的应用 SSA 治疗的 NET 患者肿瘤有不同程度缩小，并可延长 NET 患者的 OS 和 PFS。近几年进行的 PROMID 和 CLARINET 两项大型随机、对照研究均证实 SSA 治疗较安慰剂能够显著延长患者的 PFS。

临床常用的 SSA 治疗药物有长效奥曲肽微球、长效兰瑞肽和醋酸奥曲肽注射液等。醋酸奥曲肽注射液可静脉内或皮下注射抑制类癌综合征，半衰期只有不到 2 分钟，需要每日多次注射，实用性较差。临床上更多选择有效、实用、方便的长效奥曲肽治疗。

2. 哪些神经内分泌肿瘤患者更适合生长抑素类似物治疗？

SSA 治疗的主要作用包括可抑制激素过度分泌、释放所致的类癌综合征和抑制肿瘤细胞增殖两方面。

SSA 通过抑制激素过度分泌控制类癌综合征相关症状，如腹泻和面部潮红。长效奥曲肽和兰瑞肽均能有效缓解激素分泌过度相关腹泻和面部潮红等症状。在 SSA 类药物治疗症状控制后反复耐药者，通过提高药物剂量、缩短给药间隔等方法，仍有大多数患者的类癌综合征相关症状得以缓解。

SSA 在神经内分泌肿瘤抑制肿瘤细胞增殖作用已在多项研究中证实。SSA 治疗对不伴有类癌综合征的胃肠胰 NET 均有良好的疾病控制率，可显著延长 NET 患者的 PFS，尤其适用于肿瘤进展相对缓慢、Ki–67 ≤ 10%、肿瘤负荷相对较小或中等、伴有或不伴有类癌综合征的患者。

3. 对于无法行手术治疗的神经内分泌肿瘤，生长抑素类药物的疾病控制作用如何？

对于无法手术切除的神经内分泌肿瘤，需要首先评估患者的肿瘤病理学、肿瘤分化程度、分级（NET G_1/G_2/G_3）、肿瘤进展速度、肿瘤负荷及是否伴有类癌综合征相关症状；其次需要评估肿瘤范围和预期治疗结果，姑息或根治性治疗，综合分析评估后决定治疗首选方案。一般情况下在广泛期，肿瘤进展相对缓慢、Ki–67 ≤ 10%、肿瘤负荷相对较小或中等、伴有或不伴有类癌综合征的患者一般会推荐耐受性较好的生长抑素类似物治疗。生长抑素类似物治疗可有效控制肿瘤发展速度和延缓肿瘤进展速度，一部分患者获得肿瘤缩小的疗效。生长抑素类似物具有毒副反应较低、患者耐受性较好和使用方便（每月肌内注射一次）等特点。

4. 使用长效奥曲肽治疗的患者，最长可以用多久？

SSA 是无法手术切除的转移性神经内分泌肿瘤的重要治疗手段之一，其治疗时长没有特别限定，一般情况下 SSA 治疗至肿瘤进展或出现无法耐受不良反应。但也有部分患者在长效生长抑素抑制剂（善龙或兰瑞肽）治疗后肿瘤情况长期稳定，医师也会考虑暂停药物观察肿瘤发展情况，如确认肿瘤处于"休眠"状态，可停用善龙治疗，待肿瘤"苏醒"时再继续应用 SSA 抗肿瘤治疗。

5. 长效奥曲肽治疗可否预防神经内分泌肿瘤术后复发？

近年来有部分研究证据显示，长效奥曲肽对存在高危复发因素根治术后的胰腺神经内分泌肿瘤患者，术后接受 SSA 治疗较术后单纯观察者的复发风险显著降低。术后高危复发风险因素有肿瘤体积、病理级别 G_2、脉管瘤栓、神经侵犯、淋巴结转移和手术切缘临界等。但目前研究结果以回顾性分析较多，缺乏证据级别较高的前瞻性大型随机对比研究。

6. 善龙常见的不良反应有哪些？善龙治疗后出现胆囊结石，必须停药吗？

善龙治疗时的不良反应为胃肠道异常、神经系统异常、肝胆异常、代谢和营养方面的不良反应，患者总体耐受性较好，其中最常见的不良反应为腹泻、腹痛、恶心、胃肠胀气、头痛、胆结石、高血糖和便秘，其他不良反应包括眩晕、局部疼痛、胆汁淤积、甲状腺功能不全、稀便、糖耐量减低、呕吐、乏力、皮疹和低血糖。

长期应用善龙期间，可能会出现无症状胆囊结石，主要以泥沙样结石为主。治疗中要密切注意胆囊结石情况，采用密切观察胆石症发展变化的方法，如出现伴有临床症状的结石症应当停药并就诊相应科室，进行溶石治疗或手术治疗。胆囊手术治疗后可继续应用善龙治疗。

（依荷芭丽·迟）

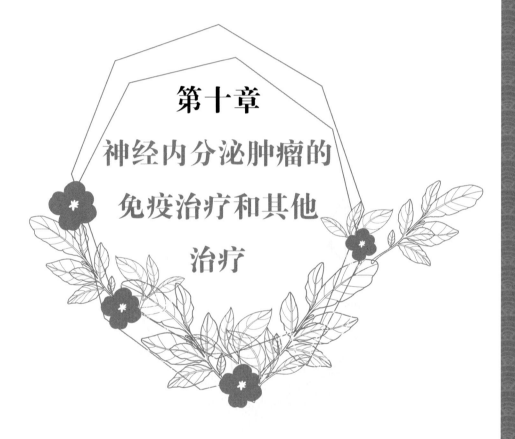

第十章

神经内分泌肿瘤的

免疫治疗和其他

治疗

1. 免疫治疗（PD－1）对神经内分泌肿瘤有效果吗？

免疫抑制在 NET 的致病和治疗中具有重要作用。研究显示，在高级别 NEC 存在免疫治疗的 PD–1 蛋白及其配体在低分化的 NEN 中表达较高，微卫星不稳定性高，突变负荷高。NEC 对免疫治疗较为敏感。在皮肤 Merkel 细胞瘤、大细胞肺癌、卵巢神经内分泌癌和其他包括胃肠胰神经内分泌癌显示一定的疗效。在欧洲，阿维鲁单抗在皮肤 Merkel 细胞瘤已获批治疗适应证。LCNEC、宫颈 NEC 也有个案报道。在肺类癌、胃肠胰 NET 中免疫治疗还在进一步研究。未来研究需要重点在筛选免疫治疗敏感人群和联合治疗以解除免疫耐药性方向努力。

2. 什么样的神经内分泌肿瘤患者适合免疫治疗？

神经内分泌肿瘤患者免疫治疗一般在经过基因检测发现肿瘤存在微卫星不稳定、PD–L1 表达较强或 TMB/CPS 高表达者，可在标准治疗进展后尝试免疫治疗。另外，神经内分泌肿瘤患者在标准治疗失败后，无常规治疗选择时也可尝试免疫治疗联合小分子抗血管生成药物治疗方面探索研究。

根据目前研究结果，仅有少数 NEN 存在免疫治疗潜在微环境，如 PD–L1 阳性和肿瘤淋巴细胞浸润等。因此，未来基础方面研究重点关注在免疫沉默或耐药机制、PD–L1 表达水平和 T 细胞浸润等方面。临床研究重点在免疫检查点抑制剂（如双重 CTLA–4 和 PD–1/PD–L1 阻断剂）联合治疗、与常规抗肿瘤治疗的联合，包括与放疗、化疗和靶向治疗联合的探索。免疫检查点抑制剂是治疗 NEN 患者的新方法之一，其临床应用前景需进一步探索和评估。

3. 什么样的晚期神经内分泌肿瘤患者可以观望、观察，暂不予治疗？

在晚期无法经局部治疗根治的神经内分泌肿瘤中，有部分患者无肿瘤相关症状，肿瘤负荷较低，病情长期处于稳定"休眠"状态，发生这种肿瘤与人体间"和谐共处"的情况时，在密切随诊观察的前提下可暂不予干预和治疗，如肿瘤出现进展，进入"苏醒"状态时再给予干预和治疗，以减少和避免相关治疗带来非必要的毒副反应和对患者生活质量的影响。

4. 神经内分泌肿瘤患者在全身治疗过程中如何选择进行局部治疗（介入治疗、放疗或射频消融等）时机？

对于晚期神经内分泌肿瘤局部治疗时机，需要有经验的 MDT 在患者治疗中密切关注肿瘤变化，团队共同讨论决定治疗选择。晚期神经内分泌肿瘤患者，尤其是多发肝转移患者，一般会以全身治疗作为主要治疗手段，不同原发部位的神经内分泌肿瘤在肿瘤 G 分级、肿瘤血供和对不同治疗方案敏感性等方面均存在异质性。医师一般会在肿瘤全身治疗有效、肿瘤明显缩小，但肿瘤部位临近大血管或重要脏器无法手术治疗时选择局部治疗，局部治疗的方式包括介入治疗、放疗或射频消融等。另外在全身治疗中，如果肿瘤稳定，还是需要配合其他治疗手段使肿瘤缩小，为根治性手术创造机会。在功能性晚期神经内分泌肿瘤患者经全身治疗，类癌综合征控制不佳时也可选择局部治疗，通过介入治疗、放疗或射频消融等方法来控制功能性症状。

5. 神经内分泌肿瘤骨转移患者，双膦酸盐类药物最多可用多久？有什么不良反应吗？

神经内分泌肿瘤患者伴发骨转移多表现为成骨性病变，其中 10% 为溶骨性病变，15% ～ 30% 累及骨盆和股骨。骨转移在前肠和后肠来源较中肠来源神经内分泌肿瘤更为常见。骨转移的常见临床症状一般为骨痛、病理性骨折、脊髓压迫和高钙血症等。

神经内分泌肿瘤骨转移的治疗旨在延长患者生存期和改善患者生活质量。骨转移治疗包括骨转移相关症状控制和原发疾病治疗两方面。晚期神经内分泌肿瘤伴骨转移患者在积极进行全身或局部原发疾病治疗外，还需配合双膦酸盐类药物治疗。双膦酸盐类药物早期不良反应有流感样症状、骨痛、发热、疲乏、寒战、关节痛和肌痛，中长期应用过程中会发生迟发性不良反应，包括颌骨坏死和肾功能衰竭，因此在应用过程中需要定期进行颌骨坏死监测和肾功能监测，长期应用患者根据治疗情况选择适当的治疗与休息交替方式，以减少长期用药不良反应发生。

（依荷芭丽·迟）

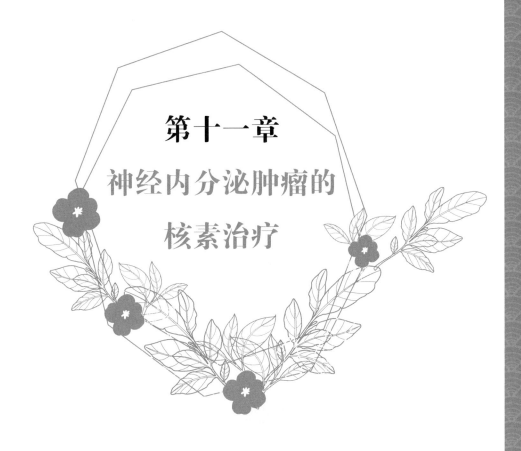

第十一章

神经内分泌肿瘤的

核素治疗

1. 什么是肽受体放射性核素治疗？

PRRT 是一种比较先进的放射治疗方法，由于神经内分泌肿瘤细胞表面特异性表达生长抑素受体，以此为靶点，用放射性核素标记生长抑素类似物，即可达到靶向治疗神经内分泌肿瘤的目的。根据所使用的核素不同，若为显像核素，如 ^{68}Ga、^{111}In、^{99m}Tc，则可以利用 PET–CT 或 SPECT–CT 技术，达到显像神经内分泌肿瘤的目的；若为治疗核素，如 ^{177}Lu、^{90}Y、^{225}Ac、^{213}Bi 等，则可以达到治疗神经内分泌肿瘤的目的。目前关于 PRRT 疗效的最高级别证据来源于 NETTER–1 试验。在该试验中，接受 4 个周期 PRRT 治疗的神经内分泌肿瘤患者，中位 PFS 为 28.4 个月，中位 OS 超过 40 个月。多个真实世界研究亦得出了相似的结论，德国巴德贝尔卡中心发表的一项纳入 1048 例患者的 PRRT 疗效分析研究显示，中位 PFS 为 19 个月，中位 OS 为 51 个月。

2. 哪些神经内分泌肿瘤患者适合行 PRRT？不良反应可控吗？

肿瘤高表达生长抑素受体的患者最适合行 PRRT。临床上，使用一种细胞靶向的蛋白质（或肽）奥曲肽，联合放射性物质或核素，产生一种特殊类型的放射性药物叫作放射性肽。将其注入患者的血液时，这种放射性肽进入并附着在神经内分泌肿瘤细胞上，给肿瘤病灶以高剂量的内照射。因此，治疗前要进行生长抑素受体检测，SRS 技术有 ^{99m}Tc–OCT–SPECT 和 ^{68}Ga–OCT–PET 扫描，可以判断体内表达生长抑素受体肿瘤细胞的数量和分布范围，若显像提示肿瘤高表达生长抑素受体，则提示患者可以接受 PRRT。PRRT 一般不作为神经内分泌肿瘤的一线治疗方案，推荐患者在接受其他一线方案治疗仍无法控制肿瘤时，作为二线或三线治疗方案。

总体来说，PRRT 治疗的不良反应较轻，使用比较安全。在治疗期间和治疗后短期内，患者可能会有轻度的恶心、呕吐、胃肠道不适、疲劳、一过性白细胞和血小板下降、一过性肝脏转氨酶升高，少数患者会出现重度骨髓抑制（＜2%）、肾功能受损（＜1%），但基本上，其不良反应是可控的。

（周健国）

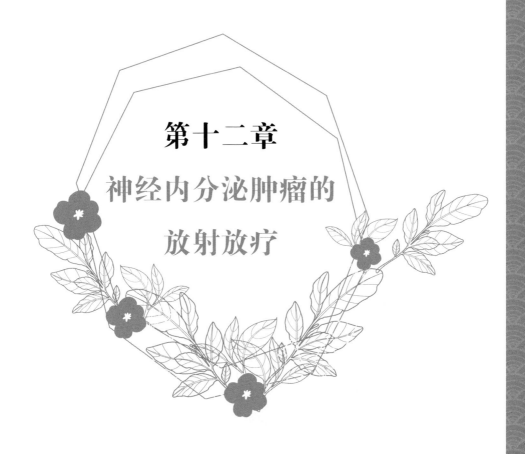

第十二章

神经内分泌肿瘤的

放射放疗

1. 对于神经内分泌肿瘤，放射治疗的适应证和疗效如何？

对于局部可切除的神经内分泌肿瘤，手术是第一选择。然而，临床工作中面对部分患者由于内科并发症等原因不耐受手术切除，或者患者为局部晚期伴转移，无法行手术根治性切除，当这些患者肿瘤进展或转移病灶引起明显的症状，包括疼痛、神经系统症状、激素水平异常，非手术的局部治疗方法，如射频消融或放射治疗可以预防或缓解这种状况，并能够提高患者的生活质量。

近些年研究认为，神经内分泌肿瘤对放疗相对敏感，且随着放疗技术的发展，如调强放疗、图像引导放疗等技术的应用，使放射治疗更为精准，周围正常组织得到了更好的保护，不良反应也有了显著的降低。目前对于低分化大、小细胞 NET 的治疗，根据疾病的部位、侵犯范围，放疗可以应用于术前新辅助治疗和术后的辅助治疗，以及局部不可手术的根治性放化疗（可参考小细胞肺癌），同时对晚期患者原发病灶和转移灶的姑息性放疗也可发挥作用。

目前关于外照射放疗在 NET 中的高级别证据缺乏，多基于一些小样本的回顾性研究。*Clinical Oncology* 发表了关于外照射放疗治疗胃肠胰神经内分泌肿瘤的系统评价，采用三维适形放疗和调强放疗，复发率仅为 15%。放疗对于转移病灶的缓解率达 39%，90% 的患者症状有所改善，这些症状包括胰腺或肝脏病变的疼痛、恶心和梗阻性黄疸，骨转移的疼痛和脑转移的神经症状。

2. 胃肠胰神经内分泌癌术后需要辅助性放射治疗吗？

通常认为，手术切缘阳性、组织学分级差、肿瘤体积较大、淋巴血管侵犯和淋巴结受累预示着神经内分泌肿瘤的预后较差，术后使用辅助治疗可能减少局部治疗失败的发生率。目前胃肠胰神经内分泌癌是否放疗面临争议，术后放疗是否能够降低局部复发率，在不同脏器，如小肠、胃、肝、肾和脊髓等，受射线耐受性的限制，术后放疗的安全性有待进一步研究。目前研究多表明放疗可能有助于局部控制，且治疗毒性相对较轻，有更高局部复发风险或接受非根治性切除的患者可能会被推荐接受更积极的治疗。与单纯手术相比，在具有更具侵袭性的肿瘤生物学、局部侵袭性疾病的患者中，放射治疗在防止局部复发方面具有潜在疗效。

3. 放疗可以根治神经内分泌肿瘤吗？

对于可手术的神经内分泌肿瘤患者，目前还是首先推荐行手术治疗，完整手术切除可获得较高的局部控制率。但临床工作中存在部分患者由于内科并发症等原因不适合手术或者因其他原因拒绝手术，针对这部分患者需要采取其他局部治疗手段。现代放疗技术与影像技术的结合使治疗更加精准，放疗是一把看不见的"手术刀"，不仅可以取得根治性效果，还能保留患者组织器官、解剖结构的完整性。

近期，立体定向体部放射治疗（stereotactic body radiation therapy，SBRT）技术在肺癌、前列腺癌、胰腺癌、寡转移癌种等领域展现了出色的局部控制率和低毒性，采用较少的分次，单次给予较大照射剂量的放射治疗，与常规放射治疗相比，这种单次、高剂量的放射治疗具有更高的生物等效剂量，可能会获得更好的局部控制率。目前也有些关于神经内分泌肿瘤 SBRT 的报道，并获得了较好的控制效果。对于小体积肿瘤，且周围危及器官可耐受 SBRT 的情况下，SBRT 可能是不适合手术或者拒绝手术患者的一种可推荐选择。

4. 对于神经内分泌肿瘤骨转移患者，放疗的适应证和意义是什么？

对于神经内分泌肿瘤骨转移患者，放疗可应用于骨转移骨痛的治疗，能改善和提高患者的活动能力，并有效预防病理性骨折的发生，适合局限、数目较少的骨转移病灶的控制。放疗的主要目的是缓解或消除症状，包括压迫、疼痛等症状，预防更严重的并发症发生，从而提高患者的生活质量。骨转移放疗具有有效性高、起效快的特点，骨转移放射治疗后疼痛缓解率可高达 80% ～ 90%，完全缓解率可达 50%，有些患者在放疗后 24 小时内疼痛得以缓解。骨转移的患者多需要内科系统治疗，需与其他科室密切合作，充分考虑不同治疗的相互影响，确定最佳治疗方案和治疗时机。

（金晶）

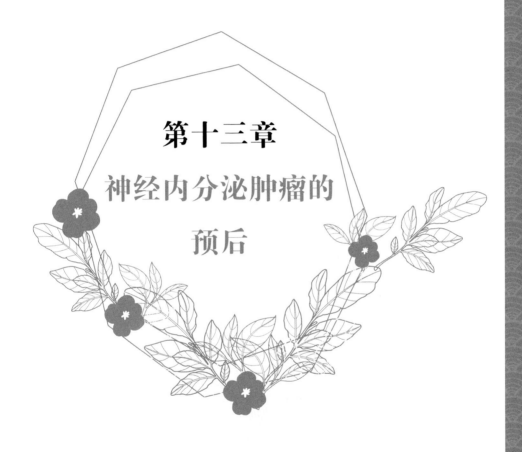

第十三章

神经内分泌肿瘤的

预后

1. 影响神经内分泌肿瘤预后的因素有哪些?

目前认为,神经内分泌肿瘤的预后与肿瘤发生位置、大小、组织分化、肿瘤细胞的增殖活性相关。

神经内分泌肿瘤是一类异质性强的肿瘤,广泛分布于多种组织器官,如支气管、胰腺、胃肠道、胸腺等。各部位神经内分泌肿瘤的发病率不同,生物学行为的差别也很大。在消化系统中,约半数神经内分泌肿瘤发生于胰腺,直肠神经内分泌肿瘤次之,结肠神经内分泌肿瘤不足10%。然而,约50%的结肠神经内分泌肿瘤初诊时即发现远处转移,预后远逊于直肠神经内分泌肿瘤。

在 WHO 神经内分泌肿瘤的病理分类系统中,肿瘤细胞显微镜下的组织分化程度,核分裂象数和 Ki-67 标记率是重要的分类标准。在疾病发生过程中,肿瘤细胞多从正常细胞演变而来。如果肿瘤细胞与起源细胞的外观差别越小,表示肿瘤细胞组织分化高,预后好。如果两者形态差别大,肿瘤细胞失去多数正常细胞特征,甚至无法辨别细胞起源,意味着组织分化差,预后不良。同理,核分裂象数和 Ki-67 标记率代表肿瘤细胞的增殖活性。如果数值高,提示肿瘤细胞生长能力强,恶性程度高。在多项研究中,肿瘤大小也是重要的预后指标,病变直径小于 1 cm 时鲜有转移复发,5 年生存率为 94%;病变直径大于 2 cm

后，肿瘤转移风险明显上升。神经内分泌肿瘤的这些预后特性再次强调了早诊断、早治疗的重要性。

2. 神经内分泌肿瘤术后，需要常规行辅助治疗吗？

神经内分泌肿瘤术后是否需要常规进行辅助治疗，要根据肿瘤情况决定。根据中国胃肠胰神经内分泌肿瘤专家共识，G_1、G_2肿瘤根治术后无须辅助治疗，定期复查即可。对于根治术后的 G_3 患者，建议采取辅助治疗。也有学者认为，对于增殖活性高的神经内分泌肿瘤，即使无淋巴结转移、脉管瘤栓等危险因素，也推荐术后辅助治疗。具有转移复发风险的神经内分泌肿瘤术后多需辅助治疗。

根据治疗目的不同，辅助治疗分为全身治疗和局部治疗。术后常采用的生物治疗（生长抑素）、化疗、靶向治疗都是全身治疗，重点在于控制肿瘤负荷、降低肿瘤复发风险、延缓肿瘤进展、减轻肿瘤并发症。局部治疗包括针对肝转移的射频消融、经肝动脉化疗栓塞等方法，治疗效果限于局部，可以减轻肿瘤负荷。

3. 神经内分泌肿瘤根治性切除术后，如何随访？持续随访多少年？

一般认为，神经内分泌肿瘤都是具有恶性潜能的肿瘤，应该进行长期随访，也就是终身随访。神经内分泌肿瘤术后随访的目的在于早期发现肿瘤转移复发，同时针对药物不良反应进行治疗。因此，随访频次与肿瘤复发风险高低相关。根据《中国胃肠胰神经内分泌肿瘤专家共识》，根治术后第一年每 3 个月复查一次，之后每半年复查一次，至少复查 3 年，随后每年随访。对于高危患者，术后 3 年内每 3 个月复查一次，3 年以后每半年复查一次，一般认为至少随访 7 年以上。发生远处转移的患者，推荐每 3～6 个月复查一次。接受治疗的患者随访时间相应缩短。随访项目推荐 CT 或 MRI，PET–CT 和血清 CgA、NSE 检查。需要注意的是，鉴于神经内分泌肿瘤的异质性强，随访方案也会随着肿瘤部位有所不同，具体方案还应与主诊医师详细沟通。

4. 神经内分泌肿瘤患者，血糖降低或升高会影响预后吗？

血糖水平不是神经内分泌肿瘤患者的预后影响因素，但可能是肿瘤复发转移的表现之一。举例来说，作为功能性神经内分泌肿瘤，胰岛素瘤病程中伴有经典的 Whipple 三联症（自发性的周期性低血糖，低血糖 ≤ 2.22 mmol/L，给予葡萄糖后症状缓解）。治疗后如果再次出现类似症状，可能意味着肿瘤转移复发。与之类似，胰高血糖素瘤则可能引起血糖升高。此外，胰腺神经内分泌肿瘤患者术后由于损失部分胰腺内分泌功能，可能继发糖尿病。如果血糖长期控制不理想，伴发神经微血管损害，导致糖尿病肾病、眼病等，将显著降低患者的生活质量。所以，尽管没有证据显示血糖水平是神经内分泌肿瘤的预后因素，但是血糖波动可能会有其他临床意义，神经内分泌肿瘤患者加强血糖管理对患者的生活质量有重要意义。

5. 神经内分泌肿瘤出现转移了还能有治愈的机会吗？

神经内分泌肿瘤是一类异质性、差异性很大的肿瘤。可以分布于多种组织器官，不同部位发病率不同，治疗效果各异。虽然神经内分泌肿瘤转移后总体预后不佳，但其生存结局与转移类型、治疗方式等因素密切相关。举例来说，对于神经内分泌肿瘤肝转移患者，如果肿瘤对转化治疗效果理想，病变缩小，可以再次手术切除肝转移灶和原发肿瘤，长期生存机会就大。近年来，随着神经内分泌肿瘤临床研究的进展，各种新药问世及其临床试验的开展也为晚期神经内分泌肿瘤的患者带来了希望。这些药物不同程度地增加和改善了晚期神经内分泌肿瘤患者的生存时间和生活质量。所以，对于发生神经内分泌肿瘤转移的患者，不要轻易放弃治疗的信心。

6. 神经内分泌肿瘤如何选择医院？应该挂哪个科？

神经内分泌肿瘤的发病率低，分布于多种组织器官，临床表现多样，导致神经内分泌肿瘤误诊率高。例如，功能性胰岛素瘤因过度分泌胰岛素导致低血糖，本应就诊于内分泌科。但患者常表现为晕倒、心悸、智力障碍等神经精神症状，辗转就诊于心内科、神经内科和精神科，从而导致平均确诊时间需要 2～3 年。因此，神经内分泌肿瘤的诊断和治疗往往需要专业的医疗团队。为此，美国国立综合癌症网络特别强调了诊疗团队中神经内分泌肿瘤专家的重要性。鉴于我国医疗水平地域间的巨大差异，建议首选规模较大的地区性医学中心就诊，其诊治经验较丰富。在科室选择方面，如就诊中心有神经内分泌肿瘤专科门诊最为理想。如果没有，基于神经内分泌肿瘤多发生在胃肠胰，所以选择消化内科、普外科、内分泌科就诊较为合适。就诊前，通过广播、电视、网络、官方介绍等渠道了解主诊专家特长，对于得到迅速诊断、开展治疗也很重要。

7. 神经内分泌肿瘤患者与同部位癌的预后有差异吗？

不同部位神经内分泌肿瘤的预后有差异。研究显示，在消化系统神经内分泌肿瘤中，结肠神经内分泌肿瘤的预后明显劣于直肠神经内分泌肿瘤，约半数的结肠神经内分泌肿瘤患者在诊断时就发生了肝转移。在胚胎学上，结肠起源于中肠，直肠发生于后肠，因此有学者认为，肿瘤起源的部位不同可能导致了预后差异。

在同等分期情况下，胰腺神经内分泌肿瘤的预后明显优于胰腺癌。以早期肿瘤为例，如果肿瘤大小同为 2 cm，没有淋巴结转移和远处转移，根据国际癌症分期系统分为 $T_1N_0M_0$（Ⅰ 期），神经内分泌肿瘤术后无须辅助治疗，5 年生存率为 90% 左右。相比而言，胰腺癌则需术后化疗，5 年生存率为 30% 左右。对于中晚期肿瘤，由于胰腺癌恶性程度高，两者预后差异更为明显。与之相似，回顾性研究显示，相同期别的肺神经内分泌肿瘤预后优于腺癌。在多数情况下，其他部位起源的神经内分泌肿瘤患者的长期生存也好于腺癌患者。

（郭春光）

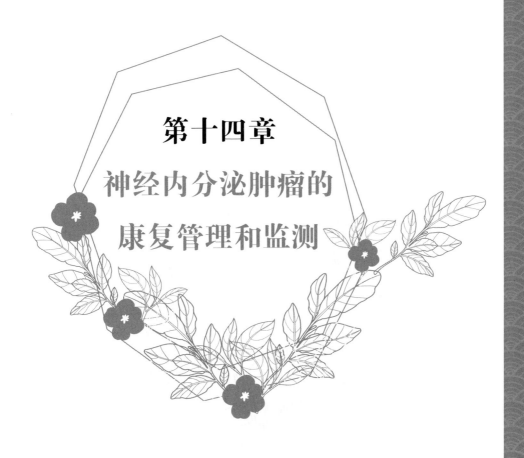

第十四章

神经内分泌肿瘤的
康复管理和监测

1. 神经内分泌肿瘤术后患者的注意事项有哪些？

手术是神经内分泌肿瘤最重要的治疗手段，但手术也会对患者造成不同程度的创伤，对于常见发生部位的胃肠胰神经内分泌肿瘤手术会改变胃肠道解剖结构、影响激素分泌，最终导致胃肠道分泌、运动、吸收等功能的改变。因此，在创伤的早期修复过程中，积极止痛、保证充足的睡眠；尽早下地活动，改善微循环，促进消化道功能的恢复；在医师指导下早期进食，在食物种类上，建议选择易消化且富含蛋白质和高热量的食物。此外，在出院后的居家康复期，需进一步保证营养和休息的同时，保持良好的生活习惯，如戒烟、戒酒、规律作息、适当运动等，这些都对康复有积极意义。

2. 神经内分泌肿瘤患者可以进行抗抑郁治疗吗？

肿瘤患者普遍存在着不同程度的焦虑或抑郁的状况，往往需要抗抑郁治疗。随着神经内分泌肿瘤发病率的不断提高，在 NET 治疗管理中，抗抑郁药的使用也越来越受重视，然而对 NET 患者使用抗抑郁药的安全性方面尚存争议，特别是对于功能性的神经内分泌肿瘤会产生 5- 羟色胺和其他血管活性物质，其进入人体循环后引起类癌综合征。理论上，抑郁治疗使用的选择性 5- 羟色胺再摄取抑制剂（selective serotonin–reuptake inhibitor，SSRI）类药物可能会加重患者的症状，产生安全性的问题。2018 年，美国斯隆 – 凯特琳癌症中心发表了一项针对 92 例 NET 患者的抗抑郁治疗的回顾性临床研究，其评价抗抑郁治疗的安全性和用药时间问题。该研究结果表明，合并类癌综合征的患者使用抗抑郁药的中位时间为 11.6 个月，未合并类癌综合征的患者使用抗抑郁药的中位时间为 14.3 个月。处方抗抑郁药后，并没有患者发展为类癌综合征，也没有患者发生类癌危象。该研究结果改变了既往 SSRI 类药物禁止在 NET 患者中使用的这一看法，无论是否合并类癌综合征，SSRI 类抗抑郁药在 NET 患者中使用都是安全的。我们认为，在医师的指导下，NET 患者可以积极进行抗抑郁治疗，对于使用 SSRI 类药物的患者，应严密观察 NET 相关症状的发生。

3. 消化系统神经内分泌肿瘤，手术后饮食需要注意什么？

　　消化系统是神经内分泌肿瘤发病率最高的部位，消化系统神经内分泌肿瘤患者术后要注意遵照医嘱，根据手术方式的不同，在术后 1 天或数天需要禁食、禁水，依靠胃肠外补液维持营养平衡。按照目前普遍接受的快速康复理念，较早开始经口进食对肠道功能恢复是有益处的，且有降低并发症发生率的可能。因此，在术后3～5天可以根据切除消化道的部位和胃肠道功能恢复的情况开始经口或经小肠营养管饮水或输入液体类食物（如各类肠内营养粉剂）；之后，在术后的第5～7天，胃肠道功能和胃肠吻合口无愈合不良风险时，可逐步恢复为正常的营养膳食。总体用餐原则是"少食多餐"，食物品质以"细软烂、易消化"为主；术后早期饮食应该清淡，其后可逐步恢复为营养含量高且易消化的普通食物，特别是要食用一些富含蛋白质类的食物，这对术后恢复是有帮助的。

4. 家属该不该告知患者神经内分泌肿瘤的病情？

肿瘤患者的病情告知总体上应遵循"结合实际，因人而异，方式恰当"的原则。对于心理承受能力差的患者要充分考虑其性格特点，有选择地告知病情，尽量避免患者因"知"而抑郁，对继续治疗失去信心。对于心理承受能力较强的患者，家属可以选择告知患者真实情况，争取得到患者更好的配合。患者能够清楚地认识到自己疾病的发展，一方面是对患者知情权的尊重，另一方面更有利于调动患者的积极性，更好地实现康复目标。

不同类型的神经内分泌肿瘤的预后不同，有些需要长期治疗，有些病程较长，在这种情况下，长期对患者隐瞒病情会导致患者出现猜疑、恐惧等负面情绪，告知患者实情可以改善患者的恐惧情绪，提高其依从性，有助于患者积极配合治疗，改善预后。

5. 神经内分泌肿瘤患者可以吃"发物"食物吗？

中医学在辨证施治时，将可能对疾病或用药产生影响的食物总称为"发物"，"发物"有发热之物、发湿热之物等多种。如果要用现代医学的知识来概括，可以大体分为4类：易造成过敏的食物、高组胺食物、高发漫食物、小麦制品，这4种食物彼此之间也有交叉重叠。对于神经内分泌肿瘤患者，特别是原发于胃肠道的肿瘤患者，应注意减少对胃肠道的刺激，高组胺食物（如海鲜等）应该少吃，这些食物容易促进胃释放胃酸；一些高发漫食物，即容易引起胀气的食物，包括一系列可发酵的碳水化合物，还有豆类、韭菜等类似的食物，可加重肠易激综合征的症状，要根据患者自身体质来决定是否食用。如果患者之前有过敏表现，一些容易引起过敏的食物也要慎重选择，包括一些小麦制品。

总之，"发物"的概念相当宽泛，患者要注意少食用对胃肠道刺激的食物，但也要保证摄入营养的均衡、全面，具体饮食计划可在就诊于营养科时进一步探讨。

（周健国）

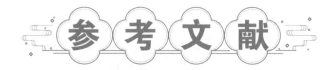

1.　中国临床肿瘤学会神经内分泌肿瘤专家委员会.中国胃肠胰神经内分泌肿瘤
专家共识（2016年版）.临床肿瘤学杂志，2016（10）：927-946.

2.　PAVEL M，ÖBERG K，FALCONI M，et al. Gastroenteropancreatic neuroen-
docrine neoplasms：ESMO Clinical Practice Guidelines for diagnosis，treat-
ment and follow-up. Ann Oncol，2020，31（7）：844-860.

3.　HUGUET I，GROSSMAN A B，O'TOOLE D. Changes in the Epidemiology
of Neuroendocrine Tumours. Neuroendocrinology，2017，104（2）：105-111.

4.　滕晓东，李君，来茂德.肿瘤病理诊断规范（胃肠胰神经内分泌肿瘤）.中
华病理学杂志，2017，46（2）：76-78.

5.　陈杰，步宏.临床病理学.北京：人民卫生出版社，2015：13，45，126.

6.　（美）戴博斯.诊断免疫组织化学.2版.周庚寅，翟启辉，张庆慧，主译.北京:
北京大学医学出版社，2008.

7.　QIU T，LU H，GUO L，et al. Detection of BRAF mutation in Chinese tu-
mor patients using a highly sensitive antibody immunohistochemistry assay. Sci
Rep，2015，5：9211.

8.　LLOYD R V，OSAMURA Y O，KLÖEPPEL G，et al. World health organizaiton classification of tumours of endocrine organs.4th.Lyon：IARC，2017：11-63.

9. 徐建明，梁后杰，秦叔逵，等．中国胃肠胰神经内分泌肿瘤专家共识（2016年版）.临床肿瘤学杂志，2016，21（10）：927-946.

10. ZHAO J，ZHAO H，CHI Y. Safety and Efficacy of the S-1/Temozolomide Regimen in Patients with Metastatic Neuroendocrine Tumors. Neuroendocrinology，2018，106（4）：318-323.

11. VAFLARD P，EDERHY S，TORREGROSA C，et al. Fluoropyrimidines cardiac toxicity：5-fluorouracil，capecitabine，compound S-1 and trifluridine/tipiracil.Bull Cancer，2018，105（7/8）：707-719.

12. LAMBERTI G，BRIGHI N，MAGGIO I，et al. The role of mTOR in neuroendocrine tumors：future cornerstone of a winning strategy? Int J Mol Sci，2018，19（3）：747.

13. RAMAGE J，NARAEV B G，HALFDANARSON T R. Peptide receptor radionuclide therapy for patients with advanced pancreatic neuroendocrine tumors. Semin Oncol，2018，45（4）：236-248.

14. HERRERA-MARTÍNEZ A D，HOFLAND J，HOFLAND L J，et al. Targeted systemic treatment of neuroendocrine tumors：current options and future perspectives. Drugs，2019，79（1）：21-42.

15. DASARI A，SHEN C，HALPERIN D，et al. Trends in the incidence，prevalence，and survival outcomes in patients with neuroendocrine tumors in the United States. JAMA Oncol，2017，3（10）：1335-1342.

16. YAO J C, SHAH M H, ITO T, et al. Everolimus for advanced pancreatic neuroendocrine tumors. N Engl J Med, 2011, 364（6）：514–523.

17. YAO J C, FAZIO N, SINGH S, et al. Everolimus for the treatment of advanced, nonfunctional neuroendocrine tumours of the lung or gastrointestinal tract （RADIANT–4）: a randomised, placebo–controlled, phase Ⅲ study. Lancet, 2016, 387（10022）：968–977.

18. RAYMOND E, DAHAN L, RAOUL J L, et al. Sunitinib malate for the treatment of pancreatic neuroendocrine tumors. N Engl J Med, 2011, 364（6）：501–513.

19. FAIVRE S, NICCOLI P, CASTELLANO D, et al.Sunitinib in pancreatic neuroendocrine tumors: updated progression–free survival and final overall survival from a phase Ⅲ randomized study.Ann Oncol, 2017, 28（2）：339–343.

20. MOTZER R J, BARRIOS C H, KIM T M, et al. Phase Ⅱ randomized trial comparing sequential first–line everolimus and second–line sunitinib versus first–line sunitinib and second–line everolimus in patients with metastatic renal cell carcinoma.J Clin Oncol, 2014, 32（25）：2765–2772.

21. 李瑞新，贾艳红，王慧霜.肺癌化疗致严重口腔溃疡 1 例.中国药物应用与监测，2010, 7（6）：386–387.

22. 王键玮,陶海涛,汪进良,等.依维莫司用于晚期恶性肿瘤的不良反应分析.中国药物应用与监测，2015, 12（2）：101–104.

23. ANTHONY L B, PAVEL M E, HAINSWORTH J D, et al.Impact of previous somatostatin analogue use on the activity of everolimus in patients with advanced

neuroendocrine tumors：Analysis from the phase Ⅲ R ADIANT –2 trial. Neuroendocrinology，2015，102（1/2）：18–25.

24. MERCER P F，WOODCOCK H V，ELEY J D，et al.Exploration of a potent PI3 kinase/mTOR inhibitor as a novel anti–fibrotic agent in IPF. Thorax，2016，71（8）：701–711.

25. TSUKAMOTO T，SHINOHARA N，TSUCHIYA N，et al. Phase Ⅲ trial of everolius in metastatic renal cell carcinoma：subgroup analysis of Japanese patients from RECORD–1. Jpn J Clin Oncol，2011，41（1）：17–24.

26. 廖彬池，杜婧.舒尼替尼致不良反应的文献分析.中国药房，2017，28（35）：4932–4935.

27. PANI F，ATZORI F，BAGHINO G，et al. Thyroid dysfunction in patients with metastatic carcinoma treated with sunitinib：is thyroid autoimmunity involved? Thyroid，2015，25（11）：1255–1261.

28. ROBEA C，SOFIA J C，SPATZ A，et al.Cutaneous side–effects of kinase inhibitors and blocking antibodies. Lancet Oncol，2005，6（7）：491–500.

29. 盛锡楠，孔艳，汤欢，等．PDGFR 基因多态性与舒尼替尼治疗晚期肾透明细胞癌致血小板减少的相关性分析．中华医学杂志，2014，94（38）：2988–2991.

30. SHEA Y F，CHIU W Y，MOK M Y. Sunitinib–induced hyperammonaemia in a patient with pancreatic neuroendocrine tumour. J Clin Pharm Ther，2013，38（4）：327–329.

31. EREMINA V, SOOD M, HAIGH J, et al. Glomerular–specific alterations of VEGF–Aexpression lead to distinct congenital and acquired renal diseases. J Clin Invest, 2003, 111（5）: 707–716.

32. ZHANG J, HAN C, ZHU H, et al. MiR–101 inhibits cholangiocarcinoma angiogenesis through targeting vascular endothelial growth factor（VEGF）. Am J Pathol, 2013, 182（5）: 1629–1639.

33. 郭刚，付振红，欧阳金芝，等 . 舒尼替尼对晚期肾癌患者血脂和尿酸代谢的影响及相关因素分析 . 临床泌尿外科杂志, 2013, 28（5）: 325–333.

34. XU J, LI J, BAI C, et al. Surufatinib in advanced well–differentiated neuroendocrine tumors: a multicenter, single–arm, open–label, phase Ⅰ b/Ⅱ Trial. Clin Cancer Res, 2019, 25（12）: 3486–3494.

35. XU J M, SHEN L , BAI C M, et al.Surufatinib in advanced pancreatic neuroendocrine tumours （SANET–p）: a randomised, double–blind, placebo–controlled, phase 3 study.Lancet Onco, 2020, 21（11）: 1489–1499.

36. WEBER M M, FOTTNER C.Immune Checkpoint Inhibitors in the Treatment of Patients with Neuroendocrine Neoplasia. Oncol Res Treat, 2018, 41（5）: 306–312.

37. ZAMBORSKY R, SVEC A, KOKAVEC M, et al.Bone metastases in neuroendocrine tumors.Bratisl Lek Listy, 2017, 118（9）: 529–534.

38. BAL O, OKSUZOGLU B, DOGAN M. Long–term outcomes of prolonged bisphosphonates more than 2 years in bone metastatic breast cancer: risk vs ben-

efit. Ir J Med Sci，2020，189（3）：805–810.

39. STROSBERG J，EL–HADDAD G，WOLIN E，et al. Phase 3 Trial of（177）Lu–Dotatate for Midgut Neuroendocrine Tumors. N Engl J Med, 2017, 376(2)：125–135.

40. BAUM R P，KULKARNI H R，SINGH A，et al.Results and adverse events of personalized peptide receptor radionuclide therapy with 90 Yttrium and 177 Lutium in 1048 patients with neuroendocrine neoplasms.Oncotarget，2018，9(24)：16932–16950.

41. ROSENTHAL D I，BARKER JR J L，EL–NAGGAR A K，et al.Sinonasal malignancies with neuroendocrine differentiation：patterns of failure according to histologic phenotype. Cancer，2004，101（11）：2567–2573.

42. CHAN D L，THOMPSON R，LAM M，et al.External beam radiotherapy in the treatment of gastroenteropancreatic neuroendocrine tumours：a systematic review. Clin Oncol（R Coll Radiol），2018，30（7）：400–408.

43. CONTESSA J N，GRIFFITH K A，WOLFF E，et al.Radiotherapy for pancreatic neuroendocrine tumors.Int J Radiat Oncol Biol Phys，2009，75（4）：1196–1200.

44. ARVOLD N D，WILLETT C G，FERNANDEZ–DEL C C，et al.Pancreatic neuroendocrine tumors with involved surgical margins：prognostic factors and the role of adjuvant radiotherapy.Int J Radiat Oncol Biol Phys，2012，83（3）：e337–e343.

45. LEE J，CHOI J，CHOI C，et al.Role of radiotherapy for pancreatobiliary neuroendocrine tumors. Radiat Oncol J，2013，31（3）：125–130.

46. MYREHAUG S，HALLET J，CHU W，et al.Proof of concept for stereotactic body radiation therapy in the treatment of functional neuroendocrine neoplasms.J Radiosurg SBRT，2020，6（4）：321–324.

47. 李晔雄 . 肿瘤放射治疗学 .5 版 . 北京：中国协和医科大学出版社，2018.

48. 张雨，彭晓洁，金凯舟，等 . 基于中国六家医疗中心数据的结直肠神经内分泌肿瘤临床病理特征及预后分析 . 中华胃肠外科杂志，2016，19（11）：1235–1240.

49. 中国临床肿瘤学会神经内分泌肿瘤专家委员会 . 中国胃肠胰神经内分泌肿瘤专家共识（2016 年版）. 临床肿瘤学杂志，2016，21（10）927–946.

50. DASARI A，MEHTA K，BYERS L A，et al.Comparative study of lung and extrapulmonary poorly differentiated neuroendocrine carcinomas：a SEER database analysis of 162，983 cases. Cancer，2018，124（4）：807–815.

51. MODLIN I M，KIDD M，MALCZEWSKA A，et al.The NETest：The Clinical Utility of Multigene Blood Analysis in the Diagnosis and Management of Neuroendocrine Tumors. Endocrinol Metab Clin North Am，2018，47（3）：485–504.

52. ALTIERI B，BARREA L，MODICA R，et al. Nutrition and neuroendocrine tumors：An update of the literature. Rev Endocr Metab Disord，2018，19（2）：159–167.

53. ISENBERG–GRZEDA E，MACGREGOR M，BERGEL A，et al.Antidepressants appear safe in patients with carcinoid tumor：Results of a retrospective review.Eur J Surg Oncol，2018，44（6）：744–749.